TALVEZ VOCÊ DEVA CONVERSAR COM ALGUÉM
Workbook

LORI GOTTLIEB

TALVEZ VOCÊ DEVA CONVERSAR COM ALGUÉM

Workbook

Um **guia** para revisar sua história e **mudar sua vida**

TRADUÇÃO Elisa Nazarian

1ª reimpressão

VESTÍGIO

Uma mensagem de Lori

Se você está com este manual em mãos, provavelmente leu *Talvez você deva conversar com alguém*. Então existe uma grande chance de que não se surpreenda de eu começar com uma confissão: não era para existir um manual.

Afinal de contas, as narrativas de Julie, Rita, John, Charlotte e desta que lhe fala versam sobre a profunda mudança e a clareza que podem ser desencadeadas quando permitimos que outros testemunhem nossas histórias. Sempre esperei que o livro fosse ajudar as pessoas, mas nunca pretendi que fosse de autoajuda. A intenção sempre foi de que ele fosse mais uma *experiência* do que uma fórmula pronta. Não havia receitas, nem passo a passo, e o único objetivo era incitar percepções sutis, mas poderosas, que nos levam a ver o reflexo da nossa própria humanidade.

Mas, depois da publicação, muitos leitores expressaram um desejo por mais. Contaram que haviam sublinhado e dobrado as páginas do livro, e esperavam que viesse mais um que pudesse orientá-los no processo de colocar em prática seus destaques e anotações. Fiquei maravilhada que os leitores tivessem tido uma experiência ainda mais rica do que a que eu sonhara, mas continuava sem vislumbrar como um livro extra poderia conter o que eles pediam – não apenas os tópicos mais óbvios do original, mas também algo bem mais transformador. Sendo assim, arquivei o assunto em "coisas para pensar depois" e segui em frente.

Então, dei uma palestra no TED baseada em *Talvez você deva conversar com alguém*. Assim como o livro, ela se amparava na ideia de que somos todos contadores de histórias, e, se elas são a maneira como damos sentido a nossa vida,

Assista à palestra
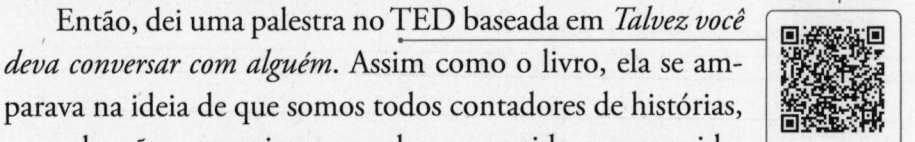

o que acontece quando as que contamos para nós mesmos não são precisas? E se essas narrativas falhas que guardamos na cabeça e no coração estiverem nos restringindo, em vez de nos mover para frente? E se, mudando essas histórias – atualizando, revendo, acrescentando perspectivas que faltam –, pudéssemos alterar o curso da nossa vida? A palestra viralizou e, graças aos leitores que mandaram e-mails, postaram nas redes sociais e vieram me procurar depois de ler o livro, finalmente comecei a vislumbrar o que poderia ser um guia complementar significativo para *Talvez você deva conversar com alguém*.

Os objetivos do livro original e deste manual são os mesmos, mas aqui começamos conversando conosco, e não com outra pessoa. Este material servirá como ponte entre o que você aprendeu sobre si enquanto lia *Talvez você deva conversar com alguém* e a forma de colocar em prática esses *insights*: por meio de perguntas investigativas e novos ângulos, aprendendo a conviver com seu desconforto, fazendo a ligação entre pontos cegos e comportamentos. Você acabará tendo um registro da sua evolução, uma testemunha não diferente de um terapeuta, que cabe perfeitamente em sua mesa de cabeceira.

O que todas as grandes histórias precisam é de uma revisão corajosa. Sua vida não é diferente. Este manual nos ensina a pensar como um revisor, oferecendo ferramentas para começar a fazer as mudanças que queremos.

Espero que, nestas páginas, encontre beleza e propósito na liberdade de se esforçar um pouco, para empurrar a sua casca até que ela rache e se abra de modo que você possa surgir em uma história resultante da sua própria resiliência, esperança e verdade.

Estou muito animada para que você comece!

Lori

Um narrador não confiável entra num bar

Um olhar corajoso para a sua própria história

1

"Mas do que temos tanto medo? Não é como se fôssemos espiar naqueles cantos escuros, acender a luz e descobrir um bando de baratas. Os vaga-lumes também adoram a escuridão. Existe beleza nesses lugares. Mas é preciso olhar ali dentro para vê-la."

———

Talvez você deva conversar com alguém

Histórias dentro de histórias dentro de histórias. Em poucas palavras, a descrição da nossa vida. Cada micro-história se soma a algo maior, algo que se assemelha à narrativa que forma nossas circunstâncias atuais. Mas e se isso não estivesse exatamente certo? Inúmeras pessoas acham que o que *acontece* com elas determina o curso de sua vida. De fato, no começo de *Talvez você deva conversar com alguém*, todo mundo acredita nisso. John veio ao meu consultório porque o mundo o estava deixando louco. Sua família reclamava o tempo todo, ele estava cercado de "idiotas" que tornavam sua vida mais difícil do que precisava ser e não conseguia dormir. Era *isso* que ele achava que determinava a forma de sua história atual.

Em geral, quando as coisas saem do controle, é como se fôssemos vítimas de nossas circunstâncias. Isso acontece porque estamos vendo o que aconteceu de uma perspectiva limitada, que elimina verdades importantes e restringe a trama. (Uma pergunta melhor e mais profunda é *como aconteceu o que aconteceu?* Mas mais tarde volto a isso.)

Não me entenda mal, o que acontece conosco tem importância, as circunstâncias impactam a nossa vida, e algumas delas podem ser especialmente desafiadoras. Mas há duas coisas que devem ser lembradas. A primeira é que, mesmo quando nos deparamos com circunstâncias desafiadoras, às vezes também *criamos* as nossas circunstâncias. Estou pensando em Charlotte e sua tendência a escolher parceiros românticos duvidosos, como o Cara com quem ela flertou na sala de espera. As circunstâncias em que, com frequência, ela se via – ansiando e se decepcionando – eram, em parte, criação sua. Ela reconstituía uma história de infância, procurando amor em uma pessoa não confiável e tornando sua vida miserável, mas estranhamente segura. De início, Charlotte não conseguia ver seu próprio papel no drama; só via o contexto e os outros personagens.

A segunda coisa a ser lembrada é que, quando nos vemos em circunstâncias que não escolhemos, ainda temos o poder de controlar como reagir ao que está acontecendo. A morte trágica do filho de John iria inevitavelmente reconfigurar sua vida. Era impossível evitar a dor, mas ele ainda tentava se defender contra a perda. Em vez de se permitir ser vulnerável, ele mascarava suas verdadeiras emoções atrás de frustração e raiva, ou as desviava com uma piada duvidosa aqui, outra ali. "Nada pode me atingir" era a história à qual ele se atinha, e foi assim que segurou a barra diante do inimaginável. Mas John acabou percebendo que sua narrativa não o estava satisfazendo. Manter a dor trancada, negar a si mesmo acesso à alegria e à intimidade só piorava o seu desespero. Por fim, ele reconheceu os furos em seu relato e começou a contar uma história diferente e mais saudável.

Porém a princípio John tinha que começar exatamente de onde estava, preso na falácia de que vulnerabilidade significa fraqueza, vivendo dentro de uma narrativa que pedia uma leitura mais atenta. É aí que você começará este trabalho e este manual: com quaisquer que sejam as narrativas que você carrega neste momento. Suas histórias podem refletir uma mescla de circunstâncias externas, verdades herdadas e padrões há muito estabelecidos.

Para começar a revisar, primeiro você precisa anotá-las no papel. Como escrevi em *Talvez você deva conversar com alguém*, parte de passar a se conhecer é se *desconhecer*, abrir mão das histórias limitadoras que contou a si sobre quem você é, de modo a não ficar refém delas; assim poderá viver a sua vida e não a história que anda contando *sobre* ela. Portanto, ainda que pense que conhece a história de quem você é, o objetivo neste primeiro capítulo é suspender o julgamento e simplesmente escrever. A ideia é cultivar a habilidade de se ver com mais clareza, de modo a conseguir um retrato tão fiel quanto possível. Enquanto trabalha nos diferentes exercícios e propostas de texto, você começará a captar diversas perspectivas que trazem cada vez mais clareza.

O primeiro passo para contemplarmos nossa história é fazendo um exercício que registre este momento no tempo. Chamo isso de tirar um *instantâneo* de nosso estado interior, da história exatamente no ponto em que ela está agora.

📷 Primeiro instantâneo

Quando uma paciente de 69 anos entrou pela primeira vez no meu consultório alguns anos atrás, vi o seguinte: uma mulher que se movimentava como alguém dez anos mais velha, em câmara lenta, olhos baixos e ombros caídos. Um ano depois, outra mulher sentou-se à minha frente, animada e viva. É claro que são duas descrições da mesma pessoa: Rita, a paciente que pensava em acabar com a própria vida em seu aniversário de 70 anos, por causa da profunda solidão e de uma trajetória cheia de arrependimentos. Esses dois instantâneos de Rita estão indeléveis na minha mente, e cada um deles representa um momento diferente no tempo. Nenhum mostra a imagem completa de Rita, mas mesmo assim ambos são úteis. Cada um nos conta algo diferente sobre os enredos e as possibilidades que nem mesmo estavam em no campo de visão dela na primeira vez que passou pela minha porta.

Assim que conheço um paciente, obtenho apenas uma visão parcial de quem ele é. Eles chegam, se não em seu pior, com certeza não no seu melhor. Podem estar desesperados ou na defensiva, confusos ou caóticos. Talvez pareçam ansiosos por ser a primeira vez em uma sessão de terapia, ou talvez acabaram de fracassar e pareçam arrasados. Às vezes, são só sorrisos e desvios, mantendo-me a uma distância segura. Mas independentemente da aparência desse primeiro instantâneo, sei que cada um, à sua maneira, é uma imagem incompleta da pessoa. O instantâneo pode ter sido tirado de um ângulo infeliz. Essa visão inicial pode estar desfocada, pois a pessoa tenta disfarçar sentimentos dolorosos que exploraremos na trajetória. Nenhum desses pontos de vista conta a história toda, assim como sua própria narrativa não pode ser definida por apenas um momento em sua mente. É por isso que ao longo deste manual haverá diversas oportunidades para tirar seu próprio instantâneo, e o primeiro é simplesmente este: um ponto de partida. No final do manual, você terá reunido uma série de pontos de vista que fornecerá um reflexo muito mais verdadeiro de quem você é.

Então, por enquanto, reserve um momento tranquilo para realmente se olhar no espelho. Preste atenção para fazer contato visual consigo mesma. O que está vendo? Ou, mudando as perspectivas, o que eu veria caso você entrasse no meu consultório neste exato momento? Faça sua descrição com o máximo de detalhes que conseguir. Você poderia começar escrevendo qual é a sua aparência física. Qual é a aparência do declive dos seus ombros: erguido até as orelhas de ansiedade, ou abaixado e relaxado? Você parece calma ou atormentada? A seguir, anote com cuidado seu estado de espírito neste momento: excitação, constrangimento, ansiedade, tristeza? Tente se manter isenta de julgamento; permaneça tão neutra quanto o espelho. É claro que, se algum dia você olhou seu reflexo nas portas do elevador depois de um corte de cabelo horroroso e constrangedor, sabe que nem sempre é fácil olhar para si mesma. Mas veja-se como um terapeuta veria: com compaixão, empatia e a noção de que o que estamos vendo é apenas um momento no tempo, a caminho de uma descoberta mais profunda.

Aqui está o que eu vejo:

● O que a traz aqui

Todo mundo que entra na terapia tem uma história para contar sobre o motivo de estar ali. Isso se chama o *problema atual*. Como terapeutas, nós escutamos, mas não confundimos a história inicial com a *completa*. Conforme formos revendo-a juntas, alguns personagens importantes revelam-se menores, e alguns personagens menores poderão vir a ter papel de destaque. O próprio papel do paciente também poderá mudar, de coadjuvante a protagonista, de vítima a herói. A história que um paciente traz à terapia raramente é a história com a qual ele sai.

Mas toda história precisa de um começo, e na terapia tudo começa com o problema atual, o assunto que traz a pessoa para o tratamento. Pode ser um ataque de pânico, a perda de um emprego, uma morte, um nascimento, uma dificuldade no relacionamento, uma incapacidade de tomar uma decisão importante ou um surto depressivo. Às vezes, a coisa é menos específica, uma vaga sensação de paralisia ou uma sensação persistente de que alguma coisa simplesmente não vai bem.

Por exemplo, quando Julie me procurou pela primeira vez, seu problema de então era muito claro: tinha acabado de receber um diagnóstico de câncer e queria ajuda para enfrentar o tratamento e o fato de ser recém-casada. Como os médicos pareciam confiantes de que ela ficaria bem depois da cirurgia e da químio, ela queria uma terapeuta que não fizesse parte da "equipe do câncer". Queria apoio com o fato de ser recém-casada nessa situação incomum. É claro que o ponto em que começamos – aprender a viver com câncer – não foi o ponto em que terminamos. Mas aqueles primeiros desejos de Julie, de ser natural e honesta sobre sua experiência, de fazer "parte dos vivos", foram fios narrativos importantes que percorreram nosso trabalho conjunto, mesmo quando o diagnóstico mudou completamente. No início, Julie sabia que precisava de ajuda para navegar por um novo mundo de oncologistas, laços rosa e professores de ioga excessivamente otimistas, e ajustamos suas necessidades conforme as coisas mudaram e o tempo passou.

Seja qual for o problema inicial que um paciente traga em sua chegada, em geral ele se apresenta porque a pessoa atingiu um ponto de inflexão na vida. Viro para a esquerda ou para a direita? Tento preservar o *status quo*, ou vou para um território inexplorado? (Um aviso: assim como na terapia, o trabalho que você fará nestas páginas pode levar a um território desconhecido, mesmo que escolha manter-se na zona de conforto.)

Mas não se preocupe com os pontos de inflexão neste momento. Apenas conte sua história, começando com seu problema atual.

● O problema atual

O que a traz a estas páginas? E, mais importante, o que a traz aqui *agora*? O exercício a seguir indaga acerca de seu interesse em embarcar nesta exploração neste momento da sua história, e onde você espera se achar no final do manual. Aqui estão algumas perguntas para ajudá-la a começar:

Qual é o seu maior desafio neste momento?

Quais são as circunstâncias que a trouxeram aqui?

Descreva os sentimentos que surgem ao começar estes exercícios.

Como você descreveria este momento na sua vida?

Onde você espera se achar no final deste manual?

OS SENTIMENTOS POR TRÁS DOS SEUS SENTIMENTOS

Todos nós temos internamente o que gosto de chamar de um *lugar de conhecimento*. Trata-se daquela nossa parcela que tem as respostas, mas que, em geral, foram abafadas por todo o "ruído" que existe lá fora: de amigos, familiares, parceiros românticos ou da sociedade como um todo. Perdemos contato com nosso lugar de conhecimento porque estamos muito preocupados em como as outras pessoas se sentirão sobre como nos sentimos. É quase como se nosso medo de sentimentos fosse mais assustador do que eles próprios. Então, nós afastamos ou adequamos nossos sentimentos, seja para agradar os outros, seja por não nos sentirmos à vontade com as emoções que fervilham dentro de nós, e isso pode nos impedir de manifestar nossas necessidades e desejos mais verdadeiros. Mas nossos sentimentos contêm dicas importantes, e é por isso que, com frequência, digo a meus pacientes que nossos sentimentos são como uma bússola: fornecem informações úteis que nos orientam na identificação do que queremos. É muito comum tentarmos suprimir ou amortecer emoções dolorosas, mas essas mesmas emoções contêm respostas sobre o que está funcionando ou não na nossa vida. Elas nos guiam para aquilo em que precisamos prestar atenção. Sem elas, é como dirigirmos sem um mapa.

O exercício "O problema atual" pode ter despertado algum sentimento em você, talvez um desejo em saber mais, ou um incômodo ligado ao passado, ao presente ou ao futuro. Agora é uma boa hora para olhar com mais atenção o que surgiu e ver se existe algo mais para aprender. Fazemos diversos tipos de coisas para evitar nossos sentimentos. Distraímo-nos com comida, álcool ou até com caos. A internet é outra maneira. Um dos meus colegas chama a internet de "o analgésico a curto prazo mais eficiente que existe, sem necessidade de receita". Às vezes, quando não gostamos dos nossos sentimentos, eles são jogados para outras pessoas como se fossem batatas quentes. Como você viu no livro, John encobria seu luto e sua perda em parte transformando seus sentimentos difíceis em outra coisa: exasperação e raiva. Trata-se de um truque em que somos todos surpreendentemente habilidosos: transformar um sentimento em outro, luto em raiva, alegria em culpa, solidão em autodepreciação.

Identificar como nos sentimos e ligar isso ao que fazemos, e vice-versa, é uma ferramenta crítica de autoconsciência. Existem muitas maneiras de, inconscientemente, protegemo-nos contra nossos sentimentos de modo que se tornam difíceis de localizar. Com frequência, vejo pacientes recuarem e ficarem entorpecidos quando surge algum sentimento indesejado. Em geral as pessoas confundem entorpecimento com vazio, mas o entorpecimento não é a ausência de sentimentos, e sim uma reação quando se está sobrecarregado por um excesso de sentimentos. Quanto mais você conseguir descobrir as emoções profundas dispostas sob as emoções básicas (ou sob o entorpecimento), mais vai entender o que está sentindo e como isso molda o que está fazendo.

A raiva, por exemplo, é a emoção preferida por muitas pessoas por se dirigir para fora, o que significa que você culpa os outros e pode se sentir deliciosamente hipócrita ao expressá-la. Mas a raiva não passa de uma emoção superficial ou, como gosto de pensar, da ponta do *iceberg*. Se você olhar por debaixo dela, descobrirá sentimentos submersos que não havia notado ou não queria revelar: medo, impotência, inveja, solidão, insegurança. Mergulhando mais fundo e entendendo o que as camadas básicas de emoção estão lhe dizendo, você não apenas lidará com a raiva de maneira mais produtiva, como também não ficará tão zangada o tempo todo. É até possível que pare de afastar as pessoas.

Mas, para descobrir esta camada mais profunda de sentimento, você precisa esclarecer o que anda acontecendo na superfície. Pense no que ocorreu quando a vida de Rita começou a se encher de coisas boas, como os jantares com vizinhos e a venda de sua arte on-line. Sua emoção superficial não era alegria, era medo, uma espécie de sofrimento por antecipação. "Sempre se deve esperar o pior", era o que ela dizia. Os contornos da história de Rita significavam que ela sempre previa que algo desse errado; então, quando acontecia alguma coisa boa, ela não confiava em sua alegria. E havia mais uma camada debaixo dessa: ela dizia para si mesma que *merecia* a desgraça por todos os seus "crimes", como estragar a vida dos filhos, não ter compaixão pelo segundo marido, nunca dar um jeito na própria vida. Apenas acessando e trabalhando o sentimento por debaixo – vergonha – foi que ela conseguiu sentir alegria e dar uma nova direção à sua narrativa presente.

Este processo leva tempo, então vamos começar aos poucos, identificando as emoções que lhe vêm com mais naturalidade, a fim de descobrir o que elas têm para lhe contar sobre sua história na forma atual.

● A ponta do *iceberg*

Para este exercício, você pode preencher os espaços como preferir ou recorrer ao banco de palavras para um pouco de inspiração.

EMOÇÕES BÁSICAS					
Confusão	Ressentimento	Impaciência	Irritação	Otimismo	Constrangimento
Excitação	Incômodo	Ansiedade	Confiança	Alegria	Gratidão
Tristeza	Vergonha	Raiva	Mágoa	Orgulho	Sufocamento

Em média, quais são as três emoções que melhor descrevem seu estado de espírito diariamente?

1 _____

2 _____

3 _____

Que emoções surgem com mais frequência quando você está numa situação desafiadora? (Quando está sob pressão ou, talvez, enfrentando um conflito.)

Agora, indo um pouco mais fundo, você consegue pensar em como esses sentimentos estão ligados a ações? Lembre-se de que esses sentimentos são apenas a ponta do *iceberg*, daquilo que realmente está escondido por debaixo. Todos nós reagimos a nossas emoções superficiais de maneiras diferentes. Talvez seja uma ação interna colocar a raiva numa caixa em um canto da mente para manter o controle ou, para começo de conversa, censurar-se por se sentir nervosa. As emoções também podem nos levar a agir de outras maneiras, como buscar automaticamente uma taça de vinho, afastar-se dos outros ou tomar decisões ousadas, impulsivas. Todas essas ações têm algo importante para nos contar não apenas sobre o enredo da nossa história, mas também, acima de tudo, sobre os sentimentos subjacentes mais profundos que nos levam a elas. Nesta próxima parte do exercício, tente ligar os pontos.

AÇÕES/REAÇÕES	
Me desvio das críticas	Saio para caminhar
Me desvio dos elogios	Exercito-me
Culpo os outros	Perco a concentração
Culpo a mim mesma	Faço drama
Como demais	Me autossaboto
Chamo uma amiga	Grito com um amigo ou com um familiar
Uso substâncias (álcool, drogas)	Recolho-me ou me isolo
Bloqueio	Tento consertar
Permito-me um momento para absorver o sentimento	Me distraio (navego a esmo a internet, maratono séries, compro on-line)

Quando me sinto _____, em geral eu _____

Quando me sinto _____, em geral eu _____

Quando me sinto _____, em geral eu _____

Quando me sinto _____, em geral eu _____

Quando me sinto _____, em geral eu _____

Quando me sinto _____, em geral eu _____

DIFERENTES ÂNGULOS PARA A SUA HISTÓRIA

Mencionei anteriormente que a história mais ampla da sua vida é formada por muitas micronarrativas. Aquelas que vêm à mente, as histórias discretas que você anda contando e recontando ao longo da vida, ficam pipocando por um motivo. Em *Talvez você deva conversar com alguém*, uma das primeiras histórias que Rita me contou sobre a sua vida foi que *amar é sofrer*. Foi o que ela deduziu do relacionamento com seus filhos adultos distantes e de seus casamentos difíceis. O resultado foi que ela decidiu ficar longe de namoros. Mas o que ela descobriria em nosso trabalho conjunto é que sua crença de que *amar é sofrer*, sua experiência nisso, tinha sido escrita bem antes de esses relacionamentos existirem e permeou cada um dos que vieram depois. Era um fio narrativo que poderia ser seguido desde sua infância solitária, até seus casamentos e sua maternidade, suas reações a "Oi, família!" e a Myron.

A questão é: você não sabe o que é importante... ainda. Então, não pense demais. Conte as histórias que vêm à sua cabeça naturalmente, não apenas as que você considera essenciais ou, de algum modo, ligadas à sua situação atual. Cada um dos tópicos seguintes tenta abordar sua história de um ângulo diferente. O objetivo deste capítulo é anotar algumas histórias essenciais, então não ache que você precise preencher cada um dos tópicos imediatamente. Você voltará a este capítulo mais do que a qualquer outro, então deixe espaço para as histórias escondidas que inevitavelmente se materializarão enquanto você realiza esta tarefa.

● Uma vida em muitos atos

No próximo exercício, olharemos para a sua história em diferentes "atos", como faríamos em um filme ou uma peça. Lembre-se de que *até agora* esta história é sua, então, considere-a um esboço preliminar. Ele reflete como, historicamente, você se relacionou e deu sentido a coisas que aconteceram em sua vida: alegria, amor, perda, sofrimento, momentos de deslumbramento e períodos de contato ou solidão. Também é o que vem à mente *agora*, em meio ao momento em que você está neste exato minuto (esta é uma informação importante).

É possível que você se lembre, do capítulo 41 do original, que todos nós passamos pelo que o psicólogo Erik Erikson denominou "estágios de desenvolvimento psicossocial". Nossa personalidade se desenvolve em um contexto social de acordo com as nossas reações e os significados que damos a esses estágios interligados da vida. Segundo Erikson, cada um envolve uma crise que precisamos atravessar. Por exemplo, na sua adolescência, você está em busca de identidade e lida com a confusão quanto a seus vários papéis sociais. Mais tarde, na maturidade, você com frequência luta com o desejo por generatividade (sentir-se capaz de ser criativa e produtiva) e a tendência à estagnação.

Rita, aproximando-se dos 70 anos, estava no estágio "integridade *versus* desespero". Ela se esforçava para encontrar uma sensação de completude e significado em sua vida (integridade). Em vez disso, sentia-se consumida por arrependimentos não resolvidos em relação ao passado, o que a levava a se sentir presa num ciclo de desespero. Mesmo quando sua vida começou a se expandir, ao ser acolhida pela "Oi, família", apaixonar-se por Myron e criar um negócio próspero de arte, não conseguia aproveitar, porque o sofrimento do seu passado ficava estragando a festa. Ela ainda precisava processar por completo crises importantes de décadas passadas, histórias que não sabia como editar. Para superar seu sofrimento e a consequente incapacidade de aceitar alegria, precisava fazer essa edição visando descobrir *integridade* em sua história. Parte disso envolvia sua resposta à pergunta que lhe fiz: "Que prazo você acha que deveria ter a sentença desse crime?". Em outras palavras, em sua narrativa, ela precisava de uma condenação perpétua, sofrer eternamente pelo que havia acontecido no passado; não existia espaço para redenção, para uma chance de liberdade condicional.

O próximo exercício pede que você relembre sua vida, os acontecimentos e as experiências que moldaram a pessoa que você é hoje. Comece pelo início e passe por cada ato até chegar à idade atual. O que quer que surja é importante e relevante ao trabalho que você está fazendo aqui e agora. Repito, aqui não é o lugar para editar, então, simplesmente deixe seus pensamentos se espalharem pela página.

1º ato: infância

Quais são algumas das suas lembranças mais antigas? Como você se sentiu naqueles momentos? Quando se sentiu segura e amada? Quando não se sentiu?

2º ato: pré-adolescência

Foi fácil para você arrumar amigos? Você foi criada em uma casa estável ou as coisas eram caóticas? Você se lembra de ter medo do quê? O que a deixava feliz?

3º ato: adolescência

Como era o relacionamento com a sua família e seus amigos no ensino médio? Como era sua relação com você mesma (ou seja, o que você achava de você)? Que "cenas" desta parte da história surgem em sua mente?

Que sonhos você perseguia? Quais fracassaram? Você voou para longe do ninho ou ficou perto de casa? Que identidades estava construindo?

Que identidades você começava a questionar? Que aspectos seus você redescobriu? Você foi atrás de encontrar um(a) companheiro(a) ou ter filhos? Qual foi o resultado disso? Você não quis? O que a fez se sentir bem?

6º ato: os 40 anos

Quais são os incidentes que definem esta fase da sua vida? Quem ou o que povoava esta parte da história – seu(sua) parceiro(a), seus filhos, seus amigos, sua família de origem, sua comunidade, sua carreira?

7º ato: os 50 anos

Quem é você agora? Quem você pensou que seria, mas não é? Em quem você se tornou que a deixou surpresa? O que você gostaria de refazer e como narra a sua história para si mesma? (Com compaixão? Culpando-se?) Do que você tem medo agora? Do que você deixou de ter medo?

Com o que você se anima? O que gostaria de consertar? O que a leva a querer gritar? O que acontece quando você pensa nesta parte da sua história, para onde você acha que sua vida caminha? O que sua rede de amigos e sua família significam para você, agora?

● Trabalhando no aqui e agora

Na sala de terapia, não só conversamos e pensamos muito sobre os acontecimentos na vida de uma pessoa, mas também prestamos atenção no que está acontecendo *agora*. Chamamos isso de trabalhar no "aqui e agora". Em geral, o que está acontecendo entre mim e um paciente – tensão, irritação, afeto – é onde focamos enquanto trabalhamos no presente. Por exemplo, John mantinha distância em nossas primeiras sessões através do recurso de checar constantemente o celular. Ao explorar o que estava acontecendo entre nós – ele me deixando de fora, e eu me sentindo descartada –, conseguimos trabalhar mais concretamente assuntos que precisavam ser abordados. Mas verificar o contato que estabelecemos com *nós mesmos* durante esses momentos de reflexão é igualmente importante. Veja como se faz isso:

> Comece colocando o celular distante. (Distante significa com o volume desligado e em outro cômodo, não ao seu lado, onde você possa se distrair com o que vê ou ouve.) Descubra um lugar confortável para se sentar, seja na sua poltrona preferida, no sofá, seja no chão. Se houver um lugar onde você goste de se sentar ao ar livre, onde possa se conectar com a natureza, não tenha dúvida, vá para lá! Depois, feche os olhos. Respire fundo.

Fazer uma pausa como essa pode ser tanto estabilizador quanto esclarecedor. Digamos que você acabou de escrever sobre um momento problemático em sua infância. Você poderia afastar a emoção e passar direto para a próxima página. Ou poderia fazer uma parada e verificar o que vem surgindo. Uma pausa pode ajudar a interromper nosso hábito de encobrir o que está acontecendo no aqui e agora, de modo a ganharmos uma nova perspectiva. Você sabe como funciona: às vezes, só é preciso um minuto.

Agora que você está acomodada, aqui estão algumas perguntas que podem ajudá-la a refletir:

Que sentimentos estão surgindo para você neste exato momento?

Que sensação física você nota neste exato momento? (Seu peito parece apertado? Sente uma vibração no estômago ou na ponta dos dedos? Suas pernas estão se mexendo? Seu corpo parece mais leve e menos sobrecarregado? Sua respiração está superficial ou profunda?)

O que você quer *fazer* neste momento? (Passar o dia todo fazendo estes exercícios? Atirar o livro para o outro lado da sala? Tomar uma ducha? Respirar ar fresco e dar uma caminhada? Ligar para um amigo? Distrair-se para se "livrar" da sensação?)

Em quem mais, ou no que mais, você está pensando neste momento? Você percebe que sua mente está voltando para uma história que acabou de escrever? Ou talvez a uma história completamente diferente? Pare um pouco para fazer uma livre associação e ver aonde sua mente e seu corpo a levam. Pode se tornar uma subtrama importante.

A história de um sentimento

Se você acha assustador sintetizar toda a sua vida em poucas linhas, é porque histórias geram histórias, e você vai ter um vasto material com que trabalhar. Se quiser escrever mais, no final deste manual existem páginas extras. Você também precisa saber que há muitos caminhos para entrar em uma história. Às vezes, ela começa com um acontecimento importante, como no caso de John, que perdeu a mãe de repente quando era pequeno. Outras vezes começa com algo histórico, mas ainda em andamento; por exemplo, a experiência de Charlotte com um pai que era (e continua sendo) inconsistente em seu amor e sua atenção. Às vezes, o caminho para entrar em uma narrativa é focar em uma parte específica de você mesma, ou na história de um *sentimento*. Então, aqui estão algumas perguntas que poderão ajudá-la a identificar suas narrativas mais importantes. Escolha um sentimento e simplesmente escreva aquela história. Repare aonde ela a leva, mesmo que seja para muito longe da pergunta original. Você poderia se perguntar:

- Que histórias tenho medo de contar?
- Qual é a minha história com amizade?
- Qual é a minha história com amor?
- Qual é a minha história com o meu corpo?
- Qual é a minha história com as minhas emoções?
- Qual é a história da minha melhor qualidade? E a do meu maior defeito?
- Qual é a história do meu desejo?
- Qual é a história da minha vergonha?

ELENCO DE APOIO/NÃO APOIO

Nas histórias que anotou até agora, você era o personagem principal. Agora, vou pedir que pense um pouquinho no seu elenco de apoio. Podemos ser os protagonistas de nossas próprias histórias, mas lembre-se: nós mudamos em relação aos outros. Você deve se lembrar, em *Talvez você deva conversar com alguém*, dos desafios que tive com uma paciente chamada Becca. Ela me procurou por estar tendo dificuldades em sua vida social. Sentia que estava sendo excluída no trabalho e estava magoada porque seus colegas nunca a convidavam para almoçar ou tomar drinques. Também se debatia romanticamente. Os sujeitos que ela namorava demonstravam interesse no começo, mas rompiam após alguns meses.

O que reparei foi que Becca mostrava-se pouco curiosa quanto à sua situação. Quando perguntei por que achava que as pessoas se afastavam dela, dizia que seus namorados tinham fobia de compromisso e que os colegas de trabalho eram esnobes. Se eu chamava sua atenção para o que estava acontecendo entre nós duas no momento – sua decepção comigo, sua percepção de que eu não estava ajudando –, ela insistia que esse tipo de impasse acontecia apenas entre nós duas e com mais ninguém em sua vida. Mas as perguntas que eu lhe fazia não eram, de fato, sobre seus colegas de trabalho, sobre os homens com quem ela namorava, nem mesmo sobre mim. O objetivo era ajudá-la a entender como suas experiências passadas embasavam a pessoa que ela se tornara quando adulta. Parecia que ela estava reencenando comigo, e com todos à sua volta, a versão de uma história que começara a escrever muito nova, mas ela também não estava disposta a refletir sobre isso.

O propósito de olhar as pessoas a nossa volta não é atribuir culpa. O objetivo é ver padrões em nossos relacionamentos e desenredar nosso passado do nosso presente. Estamos representando cenas de velhas narrativas? As pessoas, os personagens em nossa história, estão servindo de apoio para nós ou para maneiras ultrapassadas de relacionamento? Vamos ser claros: existem pessoas difíceis no mundo, não há dúvida. Como dizem por aí, "Antes de diagnosticar alguém com depressão, assegure-se de que a pessoa não esteja cercada de babacas". Mas, às vezes, sem perceber, escolhemos nos relacionar com pessoas que se enquadram em uma história antiga ou reagir a elas com base em um roteiro insalubre.

Então vamos dar uma olhada mais atenta nos relacionamentos da sua vida que tiveram algum papel nas narrativas mais constitutivas que você carrega internamente. Talvez seja seu pai, sua mãe, seus irmãos ou um amigo próximo. Talvez seja seu primeiro chefe, um professor ou uma vizinha gentil.

Pergunte a si mesma: Quem desempenha um papel positivo na história da sua vida? O que você aprendeu com essas pessoas? O que você precisava delas e não conseguiu? O que você precisava e conseguiu?

Agora, vamos pensar nos personagens que não foram apoiadores em sua narrativa.

Pense na história da sua vida como é hoje ou, talvez, no problema atual que você descreveu anteriormente. Existe alguém que esteja acrescentando tensão a essa narrativa? Em sua mente, alguém está fazendo o papel de vilão? Qual é o papel dessa pessoa nas dificuldades entre vocês? Como vocês estão, ou não estão, relacionando-se neste momento? O que não está sendo dito? O que você diria se pudesse dizer alguma coisa? Por que não disse?

Agora, reescreva essa história, mas a partir da experiência do *outro*. Como você imagina que essa pessoa descreveria seu papel nos problemas entre vocês? E o papel dela? Use "Eu" quando escrever sob a perspectiva dela, como se ela estivesse sentada no sofá do meu consultório, descrevendo a situação. Você vê alguma sobreposição ou pontos em comum nas duas histórias, ainda que sejam pequenos? Quais são?

● Primeira reflexão

Antes de passarmos para o próximo capítulo, use o espaço abaixo para refletir sobre o que aprendeu acerca de si mesma até aqui. O que a surpreendeu? Quais das suas histórias mais traduziram seu problema atual? Que *insights* você teve ao olhar para a sua história a partir de outra perspectiva?

Lendo as entrelinhas

Descobrindo flexibilidade em suas narrativas

2

"Frequentemente as pessoas
criam narrativas capengas para se
sentirem melhor no momento,
ainda que isso faça com que
se sintam pior com o passar
do tempo; e que, às vezes, elas
precisem de alguém que
leia as entrelinhas."

———

Talvez você deva conversar com alguém

A maioria das grandes transformações resulta das centenas de passos mínimos, quase imperceptíveis, que damos ao longo do percurso. No capítulo anterior, começamos com esses pequenos avanços para reunir suas histórias. Agora continuaremos olhando essas narrativas com mais cuidado, para ver como elas são contadas e se refletem, com precisão, em quem você é.

Nossas narrativas mais arraigadas têm estado conosco por um bom tempo, tanto tempo que em alguns casos as próprias histórias estão entrelaçadas com nossa autopercepção. Somos quem dizemos a nós mesmos que somos. Nossas narrativas informam nossa história pessoal de uma maneira que diz: "Foi isto que aconteceu, foi dali que eu vim, e é por isso que penso e me comporto deste jeito". Mas, como em qualquer história, o sentido que damos ao que aconteceu em nossa vida depende do ponto de vista pelo qual a história está sendo contada. É por isso que, quando alguém vem à terapia, escuto não apenas o que está acontecendo, mas também como cada pessoa conta a história do que acontece. A versão que elas têm da história é a única? Ou elas a visualizam com flexibilidade, sabendo que a experiência humana pode ser descrita de várias maneiras diferentes?

Para as pessoas sobre quem você leu em *Talvez você deva conversar com alguém*, as narrativas que precisaram ser mais revistas foram aquelas que estavam entranhadas com mais profundidade. Para John, foi sua história de proteção, a de que ele era mais competente do que todos os outros. Para Rita, foi a crença de que o amor e a felicidade eram caminhos para o desapontamento e a dor. Para Charlotte, foi a ideia de que aqueles com quem ela estabelecia uma intimidade sempre iriam decepcioná-la. No final do livro, vimos revisões notáveis nestas e em outras histórias, e desconfio que isso também acontecerá com você, à medida que seguir por este manual.

Todos temos uma imensa vontade de nos entender e sermos entendidos, mas e se atribuirmos a nós papéis que nos mantêm emperrados? Como poderemos um dia viver num lugar de autenticidade e significado se a narrativa dentro da nossa cabeça nos limita de algum modo? Assim como John, Rita e Charlotte, às vezes nos vemos atolados em padrões de comportamento ou em pensamentos que nos mantêm travados. Imagine o personagem de Bill Murray em *Feitiço do tempo* (1993), que vive o mesmo dia repetidas vezes e ainda assim sempre pisa na mesma poça d'água. Com frequência nos perguntamos: "Por que repito sem parar justo o que garantirá minha própria infelicidade?". Ao olhar com mais atenção para nossas narrativas de "é assim que acontece", ganhamos um *insight* precioso sobre como a coisa aconteceu daquele jeito e, no processo, sobre por que certos aspectos da nossa história não resistem a um escrutínio. Talvez esses furos no enredo sejam antigos, talvez sejam relativamente recentes. Seja como for, identificá-los nos ajuda a contornar aquelas poças lamacentas.

Na primeira metade deste capítulo, começaremos uma tarefa importante enquanto revisores: ler as entrelinhas. Fazemos isso para ter uma visão melhor de como representamos a nós mesmos e aos outros, para ver se podemos encontrar pontos na história que sejam mais flexíveis do que pensávamos e para identificar onde narrativas falhas precisam de atualização. Cultivar uma conscientização mais profunda da sua história é um passo essencial para reescrevê-la. Caso contrário, as narrativas incorretas poderão contaminar cada escolha, cada decisão, tudo que você estiver fazendo diariamente, sem que você ao menos perceba.

Com as pessoas que me procuram, sempre sinto curiosidade quanto ao que elas escolhem incluir ou excluir de suas histórias, quanto às motivações em contar sua história de determinada maneira, e como isso afeta o que estou assimilando. Embora, neste guia, estejamos chegando a esse processo por um ângulo diferente, quero que procure flexibilidade dentro de suas próprias histórias. Isso pode exigir que você deixe de lado velhas maneiras de pensar sobre as histórias mais básicas que conta a si mesma a cada dia. Enquanto faz isso, é importante desenvolver uma curiosidade isenta de julgamento e praticar autocompaixão. Na segunda metade deste capítulo, compartilharei algumas ferramentas e exercícios práticos para que você crie as habilidades necessárias a fim de trocar velhas perspectivas por novas e ser generosa consigo mesma no processo.

SUA SENTENÇA DE VIDA

Embora as histórias que contamos para nós mesmos sejam sempre complexas e cheias de nuances, é surpreendente a frequência com que podem ser destiladas em uma única frase. Chame isso de sua "sentença de vida" (não da maneira que usei com Rita). Ela resume onde você está neste momento. É como você se define, mas existe uma chance de que a esteja limitando e restringindo de alguma maneira. A boa notícia é que você não precisa permanecer refém da sua narrativa (como veremos nos capítulos à frente). Ao ler as entrelinhas com o tipo de autoquestionamento que está fazendo neste manual, você começará a detectar pontos onde poderá liberar coisas, livrar-se de padrões inúteis e descobrir uma nova flexibilidade em tudo que faz.

Quando John veio pela primeira vez à terapia, seu autorresumo era: "Estou cercado de idiotas". Ao mesmo tempo, estava muito cáustico, insultou-me, disse que não queria que a esposa soubesse que ele estava na terapia, então me pagaria em dinheiro no final da sessão, como se eu fosse sua "amante". E acrescentou que, como eu não era o tipo de pessoa que ele escolheria como amante, eu seria mais como sua "puta". Eu sabia que esse comportamento repulsivo era uma maneira de ele se proteger, de me manter a uma distância segura, mas John não tinha consciência de estar lidando com seus sentimentos de uma maneira que o deixava pior, não melhor.

Sessão após sessão, começamos a ler as entrelinhas, até que aflorou uma nova história que revelou vulnerabilidades mais profundas, dificuldades e uma tragédia blindada indescritível. Afinal, este é o trabalho da terapia. Para cumprir sua função, os terapeutas procuram ver os pacientes como eles realmente são, mesmo quando eles tentam esconder tais sentimentos, para evitar vergonha e parecer mais equilibrados do que se sentem intimamente. A maneira de descobrir o que não está funcionando e como podemos enfrentar o problema maior em conjunto é chegando ao cerne da narrativa.

A mordacidade de John era uma defesa contra o sofrimento. Quando ele tinha 6 anos, sua mãe morreu depois de ser atropelada por um carro. Anos depois, seu filho, Gabe, morreu aos 6 anos, quando o veículo dirigido por John bateu em uma SUV preta. Esses traumas duplos criaram uma espécie de muro impenetrável em torno de John. Ele se escondia atrás de uma fachada falsa que dizia: "Ei, essa coisa catastrófica aconteceu, mas estou bem. Nada pode me abalar porque sou especial". Essa frase-chave contínua protegia John a curto prazo, mas a longo prazo havia muitas maneiras de essa crença sequestrar o enredo e pressionar seus relacionamentos. Basicamente, deixava-o se sentindo muito sozinho.

Os exercícios a seguir a ajudarão a trazer à tona suas sentenças de vida de dois modos diferentes. O primeiro exercício a ajudará a identificar histórias de maior destaque que, com frequência, assumem a forma de crenças arraigadas, como a de John. O segundo a levará de volta ao primeiro capítulo, à procura de mais pistas. À medida que você ler as entrelinhas, lembre-se de que sua história está constantemente se desdobrando, portanto esses são títulos provisórios para seu trabalho em andamento.

Descobrindo sua sentença de vida

Vamos começar. Assinale as frases que mais traduzem o que você pensa sobre si mesma e sobre a sua vida.

- [ ] Meus melhores dias estão por vir.
- [ ] Em geral, as coisas dão certo para mim.
- [ ] Ninguém me entende de verdade.
- [ ] Tudo me deixa ansiosa.
- [ ] Sou mais inteligente do que a maioria das pessoas.
- [ ] Gosto de agradar as pessoas.
- [ ] Tenho medo de proximidade com as pessoas.
- [ ] As pessoas sempre me abandonam.
- [ ] Eu me apaixono com muita facilidade.
- [ ] Não tenho nenhum talento de verdade.
- [ ] Meu valor baseia-se no que posso proporcionar aos outros.
- [ ] Aprendo com erros passados.
- [ ] Tenho medo de errar.
- [ ] Trabalhando duro, posso conseguir o que quero na vida.
- [ ] As coisas têm que ser perfeitas.
- [ ] Mesmo quando tento, raramente as coisas dão certo para mim.
- [ ] Eu intimido as pessoas.
- [ ] Sou simpática demais.
- [ ] As pessoas tiram vantagem de mim.

- [ ] Na maioria das vezes, preciso ter razão.
- [ ] Sou "excessiva".
- [ ] Sou tranquila.
- [ ] Preciso que as pessoas gostem de mim.
- [ ] Tenho pavor de mudanças.
- [ ] Sou uma impostora.
- [ ] Sou dura comigo mesma.
- [ ] Não posso confiar nas pessoas.
- [ ] Tendo a confiar em mim.
- [ ] A maioria das pessoas é boa.
- [ ] Sou fácil de amar.
- [ ] Sou difícil de amar.
- [ ] Acrescente a sua: _____
- [ ] Acrescente a sua : _____

Revendo o que você assinalou, pense em quando e como cada crença se desenvolveu. Por exemplo, se você escolheu "A maioria das pessoas é boa", quando foi que esse tema surgiu pela primeira vez na sua história? Você cresceu em uma família ou comunidade em que todos cuidavam uns dos outros, ou esta é uma verdade conseguida a duras penas, que vai de encontro a uma visão mais reservada que você herdou de experiências anteriores? Você diria que as suas escolhas, em sua maioria, são afirmações positivas ou contam uma história da sua descrença no mundo ou em si mesma? Que frases são limitadoras e quais contribuem para uma atitude de crescimento pessoal? Se você tivesse que escolher uma afirmação que represente uma "poça d'água" em que você se pisa seguidamente, qual seria? Existe alguma afirmação que resuma melhor sua vida neste momento? As chances são de que esta seja sua atual sentença de vida.

● Ligando-se à grande história

Neste exercício, vamos dar uma olhada em como sua sinopse se encaixa na narrativa maior da sua vida. Em primeiro lugar, volte e releia algumas histórias que você escreveu no primeiro capítulo. Minha recomendação é que dê uma olhada no exercício "O problema atual", e depois leia outra história de "Uma vida em muitos atos". Assim, você terá uma boa noção de quaisquer temas cruzados entre passado e presente. A seguir, escolha a frase (do exercício "Sentença de vida", que acabamos de fazer) que melhor resuma a sua vida no estágio atual. Lendo as entrelinhas, como é que a sua sentença de vida acontece na grande história que você está começando a contar?

Exemplo:

Sentença de vida: Na maioria das situações, preciso que as pessoas gostem de mim.

Grande história: No problema atual, comentei que raramente me sinto "vista" ou realmente compreendida pelos meus amigos. Eu me pergunto se teria ligação com meu medo de ser vulnerável perto deles ou de mostrar aspectos da minha personalidade que poderiam não ser agradáveis. Talvez devesse experimentar ser eu mesma junto deles, o que facilitaria para que me entendam.

Sentença de vida:

Grande história:

O SOFRIMENTO É UMA DOR TREMENDA

Uma das minhas grandes revelações em *Talvez você deva conversar com alguém* acontece quando meu próprio terapeuta, Wendell, interrompe minha obsessão em relação a meu ex-namorado, levanta-se, atravessa a sala e dá um chute de leve no meu pé com sua perna comprida.

– O que foi *isso*? – perguntei.

– Bom, você parece estar gostando de sofrer, então pensei em te ajudar nisso.

Ele acertadamente explicou que existe uma diferença entre dor e sofrimento. A dor está além do nosso controle, faz parte de ser uma pessoa no mundo. Todos nós vamos sentir dor algumas vezes, mas não temos que *sofrer* tanto.

– Você não está escolhendo a dor, está escolhendo o sofrimento – Wendell disse.

Ele tinha razão. Estava criando meu próprio sofrimento ao contar a história do Namorado repetidas vezes, dando um google nele, inventando histórias sobre o que eu encontrava; histórias essas que, inevitavelmente, forneciam provas para uma história maior: eu não era cativante o bastante.

Nossa dor contém pistas importantes sobre o que não está funcionando na nossa vida e o que poderíamos começar a mudar. No entanto, ninguém gosta de sentir essas coisas, então as afastamos para longe do jeito que for possível. Minimizamos sentimentos dolorosos ou descontamos nos outros com comportamentos agressivos. Com mais frequência, recolhemos esses sentimentos e nos criticamos. Tudo isso serve para pegar a dor, que inicialmente pode ter sido útil, e distorcê-la em algo mais parecido com sofrimento.

Então, como você se livra do sofrimento?

É aqui que ler as entrelinhas pode ajudar. Ao examinar alguns pontos de dor na sua história, você começa a ver o que a dor está lhe dizendo e onde você está *criando* sofrimento. Considere este exercício a versão do nosso manual para o chute de Wendell.

● Detectando dor

Comece notando qualquer sentimento doloroso que surgiu enquanto você desenvolvia sua sentença de vida. Poderia ter sido uma sensação de desmerecimento ou insegurança. Talvez você tenha reconhecido a frequência com que se sentiu usada ou menosprezada. Talvez algo que você gostaria de fazer foi deixado inacabado.

Depois de identificar minha sentença de vida...

É doloroso saber que eu

_____

Para mim, a origem mais comum de sentimentos dolorosos é

_____

A dor que senti por mais tempo na minha vida foi

_____

Notei novos sentimentos dolorosos causados por

_____

Que outros pontos dolorosos surgiram enquanto você resumia sua vida neste momento?

_____

_____

_____

_____

_____

_____

_____

Essa é a dor, mas o que é que você ganha com ela? Pense por um momento em cada uma das suas respostas e considere de fato como esses sentimentos dolorosos poderiam estar sendo úteis de algum modo. Até o tormento pode ter uma função na nossa vida, tanto no aspecto saudável quanto no nocivo. Por exemplo, a agonia por um relacionamento que foi rompido pode estar mantendo-a ligada àquela pessoa, mesmo que vocês já não se falem. A agonia por ter deixado um prazo para o último minuto, fazendo-a ficar acordada a noite toda, faz com que se lembre de iniciar o novo projeto mais cedo. Repetindo, não existe resposta certa ou errada. Escreva simplesmente o que vem à tona, enquanto você reflete sobre como certas emoções desempenham um papel na sua história.

Sentir agonia por _____ me serve para _____

Sentir agonia por _____ me serve para _____

Sentir agonia por _____ me serve para _____

Sentir agonia por _____ me serve para _____

USANDO A HONESTIDADE PARA ENCONTRAR FLEXIBILIDADE

Ler as entrelinhas ajuda-a a ver onde há espaço para mudar de direção e ajustar o foco nas narrativas pelas quais você vive. Também a ajuda a ser mais honesta consigo mesma. Com essa honestidade vem a flexibilidade, e a capacidade de crescer e mudar.

Uma das qualidades mais admiráveis em minha paciente Julie era a honestidade e a disponibilidade para se envolver com a realidade nua e crua da sua vida. Receber um diagnóstico de câncer terminal aos 30 anos foi devastador, mas ela não estava interessada em lidar com banalidades para acalmar a dor emocional. Quando a conheci, veio-me à mente uma citação de Flannery O'Connor: "A verdade não muda de acordo com nossa capacidade de suportá-la".

É raro conhecer alguém que não esteja reflexivamente tentando se proteger ou proteger outras pessoas da verdade. Mas a maioria de nós faz isso sem pensar, e é preciso esforço para assumir o que nos assusta, o que nos faz sentir vergonha e o que realmente nos traz alegria. Quantas vezes você se viu contando uma pequena mentira inócua para proteger os sentimentos de alguém? Mais difícil é identificar os momentos em que não estamos sendo totalmente honestos conosco. Você poderia garantir a si mesma que está "apenas passando por uma fase difícil" com seu companheiro, que é "normal os casais brigarem deste jeito", ou talvez, como a minha paciente Charlotte, você considere que "bebe socialmente" e provavelmente tome apenas "umas duas taças de vinho à noite".

Em geral, quando dizemos coisas que não soam muito verdadeiras, mudamos logo de assunto, porque em algum nível sabemos que algo incômodo está à espreita por debaixo. Preferimos não ser lembrados das inconsistências de nossas próprias narrativas, então, por reflexo, insistimos na versão original da nossa história, a qual é segura e familiar, ainda que não nos sirva muito bem. Mas, como no caso de Julie, descobrir um lugar de maior honestidade também pode nos ajudar a encontrar novos lugares aonde ir em nossas histórias.

Depois de ter trabalhado durante anos para se tornar professora efetiva em sua universidade, a decisão de Julie de se candidatar ao cargo de caixa no Trader Joe's poderia ter parecido totalmente fora de propósito. Durante a maior parte da vida, ela tinha sido avessa a riscos e se sentia bem mais à vontade fazendo o dever de casa e seguindo um caminho linear. Mas o diagnóstico e o abalo existencial mudaram sua perspectiva, catalisando momentos de honestidade radical e reflexão. Se o que ela realmente queria era um senso maior de propósito e comunidade, por que *não* embalar mantimentos para clientes simpáticos no Trader Joe's? Mas antes de tomar essa importante decisão, Julie precisava ver a flexibilidade em seu próprio sentido de identidade. Foi apenas abandonando uma narrativa rígida que o plano abriu-se para ela.

Nos dois próximos exercícios, vamos descobrir a flexibilidade em nossas próprias histórias. Não estamos aqui para nos questionarmos tanto, e sim para nos cutucarmos com delicadeza e sermos nosso próprio advogado do diabo. É preciso prática para nos olharmos com coragem, e esta é apenas mais uma oportunidade para pressionar sua zona de conforto e descobrir verdades mais profundas sobre o que deseja, do que é capaz e que possibilidades a esperam.

● Segunda olhada no problema atual

Volte para "O problema atual" e leia o que escreveu. Agora, finja que é uma terceira pessoa, tal como uma amiga ou uma terapeuta que se preocupa com você, alguém que esteja tentando ler as entrelinhas e, talvez, até com cuidado, mostrar furos na sua história.

Você omitiu algo em sua análise inicial do problema atual? Qual é seu melhor palpite sobre o motivo de ter omitido aquilo? Qual poderia ter sido a sensação de compartilhar aquilo?

Descubra uma coisa que esteja faltando ostensivamente, algo que agora pareça importante, mas que você deixou de fora quando escreveu pela primeira vez.

Existe algo que, revendo, pareça exagerado? Subestimado?

Algumas dessas constatações, ou pontos de maior clareza, mudam a maneira como você vê a situação? Você enxerga uma oportunidade de mudança que não via antes?

No capítulo anterior, falamos sobre a dificuldade de Rita em aceitar alegria e prazer quando lhe aconteciam coisas boas. No livro, compartilho um termo para isto, *querofobia* (medo de alegria). Como sofria de depressão e de décadas de autoflagelação, ela recuava perante sentimentos positivos, achando que não era merecedora deles e, além disso, em sua mente, que eles não durariam: "Não se acomode demais porque sempre se deve esperar o pior". Ser honesta e explorar sentimentos significa não apenas olhar para os lugares que doem, mas também explorar as maneiras como você reage a emoções prazerosas e como as vive. Com frequência, elas revelam sentimentos dolorosos e nos indicam a flexibilidade em lugares inesperados.

Assim, para este próximo exercício, tal como no último, tente sair de si mesma e assumir o ponto de vista de outra pessoa. Desta vez, seja uma observadora neutra, alguém não tão próximo de você, como um amigo ou um familiar. Talvez seja a pessoa que lhe serve café no Starbucks, ou a bibliotecária que recomenda livros para você. Se você fosse contar esta história, o que ela pensaria?

Pegue um acontecimento da sua vida (ou uma das histórias que você já escreveu aqui) que pareça carregado de emoção. Poderia ser sobre uma grande decisão que você tomou recentemente, algum conflito que esteja tendo com um parente ou alguma coisa boa que aconteceu e a está deixando ansiosa. Escreva três ou quatro frases como se estivesse contando em linhas gerais a um estranho.

Como você acha que a pessoa reagiria a essa história? Demonstraria empatia? Animação? Preocupação? Diria "Você deve estar muito animada!" ou "Ah, não, não se empolgue muito, pode acabar em desastre"?

Existe uma diferença de perspectiva, em que você possa achar alguma flexibilidade na narrativa? Por exemplo, "Ainda que a decisão de mudar possa ser assustadora, também posso perceber uma oportunidade de entrosamento com novos vizinhos e a possibilidade de me abrir a novas experiências".

Se você for dura consigo mesma, existe uma grande chance de que será dura com os outros. Vimos essa situação muito claramente em John, mas vejo isso o tempo todo. Na terapia, conversamos sobre a autocompaixão e a importância de ser gentil consigo mesma. Algumas pessoas têm medo da autocompaixão porque acham que significa livrar-se da responsabilidade. Todos nós nos atemos a certos padrões, mas a autocompaixão não significa que não haja autorresponsabilidade. Ser cruel consigo mesma não aumenta o que você aprende com uma experiência; só faz com que sofra mais. Quando encontro um paciente com tendência a autoflagelação, em geral digo: "Você não é a melhor pessoa para conversar com você sobre você neste momento".

Com frequência, peço a meus pacientes para anotar durante alguns dias tudo o que sua voz interior lhes diz; assim, na semana seguinte, podemos discutir o que ouviram. Normalmente, eles ficam surpresos com como são hostis consigo mesmos. Uma paciente que fez esse exercício nem ao menos conseguiu ler o que havia escrito quando se sentou no meu sofá na semana seguinte. Ela simplesmente caiu no choro e disse: "Não fazia ideia de que fosse tão cruel comigo mesma!". Ela me contou que, ao cometer um errinho na escrita de um e-mail, a voz em sua cabeça disse: "Você é tão estúpida!". Quando viu seu reflexo em um espelho, aquela voz exclamou: "Você está horrorosa hoje!". Ao ver um casal de mãos dadas na rua, a voz falou: "Você nunca vai encontrar ninguém".

Nós não percebemos o que está acontecendo em nossa cabeça, porque para nós é *assim que acontece*. Charlotte acreditava que havia algo errado com ela e que por isso os homens nunca permaneciam em sua vida. Rita acreditava que era uma má pessoa, que merecia punição. John acreditava que, toda vez que demonstrava emoção, estava falhando com sua família. Mas esses monólogos interiores eram apenas uma versão de uma história, e uma versão distorcida.

A autocompaixão permite que nos vejamos muito mais plenamente. Em vez de olharmos nossas histórias e nosso "eu" como binários, bom ou mau, como tudo *deste jeito* ou tudo *daquele jeito*, reconhecemos que somos seres humanos complicados, que estamos aprendendo, nos adequando e crescendo, enquanto seguimos. A autocompaixão não apenas gera benevolência para nós mesmos; ela gera compaixão pelo mundo como um todo, de todos os tipos.

● Mergulhe na sua cabeça

Para este exercício, vou lhe passar uma versão concisa do que faço com meus pacientes na terapia. Em vez de registrar o que passa pela sua cabeça durante vários dias, tente fazer isto só por um dia. Se puder, mantenha o manual por perto e escute com atenção aquela voz interior. É possível que no início você não a note, porque é quase como um rádio ou uma TV ligados ao fundo, e por isso acabe se acostumando com ela e achando que, na verdade, não a ouve. Mas ouve. Então preste atenção e escreva o que escutar. Lembre-se: não edite a si mesma, nem volte e leia coisa alguma até terminar.

Agora, volte e leia até o fim o que passou pela sua cabeça. O que você nota? O que a surpreende? O que não a surpreende?

Uma vez, Wendell comentou que, ao longo da vida, conversamos conosco mais do que conversamos com qualquer outra pessoa, mas que nossas palavras nem sempre são gentis, verdadeiras ou úteis, nem mesmo respeitosas. A maioria do que dizemos para nós mesmos jamais diríamos para pessoas que amamos ou com quem nos preocupamos, como nossos amigos ou filhos. Na terapia, aprendemos a prestar muita atenção àquelas vozes na nossa cabeça, para aprender uma maneira melhor de nos comunicarmos conosco. Então, vamos dar uma boa olhada nisto.

Pegue uma coisa negativa que você pensou ou escreveu sobre si mesma no exercício anterior. Que coisa negativa você disse para si mesma?

Agora, faça a si mesma estas perguntas sobre o que escreveu.

É gentil? Se não for, qual seria uma maneira mais gentil de dizer isto?

É verdadeiro? Se não for, o que é verdadeiro?

É útil? Se não for, qual seria uma maneira mais útil de lidar com este sentimento?

Uma maneira de editar esta história é reformulá-la sob a perspectiva de outra pessoa. Finja que você precisa passar esta mensagem para alguém que você ama. Como você diria isto agora?

Exemplo:

Declaração original: "Não tem como você terminar esta pintura hoje. Você vai adiar exatamente como fez ontem".

Declaração reformulada: "Ontem foi ontem. O que você precisa neste momento para ter um tempo para trabalhar na pintura?".

Declaração original:

Declaração reformulada:

Pensar na maneira como os outros a veem também pode mudar sua perspectiva. Para este último exercício, escolha três ou quatro elementos da sua história interna que surgiram neste capítulo, trechos da sua narrativa que podem ou não ser gentis, verdadeiros ou úteis. Talvez seja "Não sou digna de ser amada" ou "Não posso confiar em ninguém" ou "Nada jamais vai dar certo para mim". Leve alguns minutos para recontar sua história de vida, mas pelo olhar de alguém que a vê de um jeito diferente. Poderia ser um parente solidário, um conhecido que a admira ou uma amiga que vê o seu melhor, mesmo quando você está cega para isso. Conte a história com a voz dessa pessoa e perceba como parece diferente daquela que passava pela sua cabeça.

📷 Segundo instantâneo

Agora que você está trabalhando no cultivo de um pouco de autocompaixão, é uma ótima hora para um instantâneo. Quando você está se olhando por uma lente mais generosa, o que muda para você?

● Segunda reflexão

Antes de passarmos para o próximo capítulo, use o espaço a seguir para registrar quaisquer revelações ou *insights* que você descobriu lendo as entrelinhas. Algumas dessas mininarrativas foram surpreendentes? Você fez alguma ligação entre as mininarrativas e a maneira como se sente travada? Quando você conseguiu sentir um pouco de autocompaixão e reformulou algumas declarações negativas, conseguiu ver a flexibilidade na sua história? Que narrativas você considera falhas? Que narrativas não estão funcionando para você, mas que você gostaria de mudar?

O que há por debaixo

Descobrindo temas e padrões em nossas histórias

3

"Um paradoxo interessante do processo terapêutico: para realizar seu trabalho, os terapeutas tentam ver os pacientes como eles realmente são, o que significa perceber suas vulnerabilidades, seus padrões e suas dificuldades arraigados. É evidente que os pacientes querem ser ajudados, mas também querem ser estimados e admirados. Em outras palavras, querem esconder suas vulnerabilidades, seus padrões e suas dificuldades mais arraigados."

———

Talvez você deva conversar com alguém

No capítulo anterior, pegamos nossas histórias, "o conteúdo", e mergulhamos uma camada mais fundo, tentando ler as entrelinhas e reduzir a narrativa mais ampla a sua essência. Tomara que algumas de suas descobertas tenham sido surpreendentes ou tenham mudado suas perspectivas em relação ao que lhe era familiar. Praticando a arte de ver suas histórias com mais flexibilidade, você pode ter ganhado um senso de possibilidade ou, no mínimo, aumentado sua curiosidade.

Neste capítulo, com base naquele movimento, vamos nos concentrar nos temas e nos padrões que são subtramas da nossa vida. A esta altura, provavelmente você tem uma boa ideia de quais narrativas não estão funcionando bem para você ou quais gostaria de mudar. Vamos com isso para o próximo passo. Desconstruir essas narrativas, como faria qualquer bom editor, vai ajudá-la a perceber com mais clareza o que está se interpondo à sua trajetória, mantendo-a imobilizada e encobrindo o caminho à frente. Vamos percorrer uma das maneiras mais comuns de as pessoas ficarem presas em suas perspectivas e como identificar quais poderiam se aplicar a suas próprias histórias.

Mas antes de prosseguirmos, vamos dedicar um minuto para definir nossos termos: *temas* e *padrões*. Você deve se lembrar de ter aprendido na escola que um tema é a ideia principal ou o significado subjacente de uma história (ou de qualquer outra obra de arte). Normalmente, você pode decompô-lo em uma ou duas palavras. Por exemplo, um dia Rita entrou na minha sala carregando seu portfólio de artista – desenhos para os impressos que ela estava vendendo em seu site, uma série baseada na própria vida. Embora todas as imagens fossem muito diferentes entre si, compartilhavam *temas* coerentes: esperança, envelhecimento, tempo. Os desenhos eram engraçados, mas seus temas unificadores revelavam sua profundidade. O mesmo acontece com qualquer história. A trama, os personagens, o contexto, qualquer mescla desses elementos pode ajudar a revelar o significado mais profundo da história.

Nos tipos de história que escuto diariamente, os *padrões* geralmente exemplificam os temas subjacentes da narrativa de um paciente. Um padrão nesse contexto pode ser considerado como uma combinação de reações ou comportamentos que ocorrem repetidamente. Por exemplo, em *Talvez você deva conversar com alguém*, escrevo sobre uma paciente na faixa dos 20 anos chamada Samantha, que procurou a terapia para entender a história da morte de seu querido pai. Quando criança, disseram-lhe que ele tinha morrido em um acidente de barco, mas, quando adulta, começou a desconfiar que ele houvesse tirado a própria vida. Nesse meio tempo, Samantha estava sempre procurando problemas em seus relacionamentos, buscando questões que inevitavelmente lhe dariam um motivo para ir embora. Este é um exemplo de padrão comportamental, uma reação em cadeia desencadeada quando ela encontrava alguém novo e se envolvia, levando a um resultado previsível.

Ora, é aqui que a coisa fica interessante. Se você olhar com atenção, o *tema* do abandono é algo possível de ver em ambas as histórias de Samantha. Ao não querer que seus namorados fossem o enigma que seu pai era, ela involuntariamente recriava uma história de abandono, só que nesta versão era ela quem abandonava. Ela tinha o controle, mas terminava sozinha. Muita coisa acontece nessa narrativa, mas nos dá uma ideia de como padrões e temas funcionam juntos. Você pode identificá-los individualmente em cada história, olhando com atenção como eles se revelam em seus relacionamentos e suas decisões, ou pode olhar para um corte transversal das suas histórias e ver como os temas se repetem. De uma maneira ou de outra, a capacidade de identificar e revelar temas e padrões em suas próprias narrativas é uma ferramenta necessária a todo editor.

DESCOBRINDO CICLOS DE PENSAMENTO E AÇÃO

● Só um pouquinho de repetição de história

Alguns dos padrões mais profundos que nós temos podem ser encontrados dentro de nossos relacionamentos mais significativos. Como digo no livro: "Costumamos nos casar com nossos assuntos inacabados". Mas essa noção vai além de envolvimentos românticos; podemos, e com frequência fazemos isso, lidar com o passado por meio de muitos tipos de relacionamento. A maneira como nos relacionamos com um chefe ou outra pessoa em cargo de poder pode nos dizer algo importante sobre como reagimos historicamente a figuras de autoridade. O tipo de amizade que procuramos – amorosa, solidária, cheia de drama, tóxica – fala de relacionamentos constitutivos iniciais que nos ensinaram o que podemos esperar dos outros e o que é esperado de nós.

Quando comecei a atender Charlotte, ela estabeleceu bem rápido um padrão de relacionamento, embora revestido de uma linguagem diferente. Disse-me várias vezes que, no caso de interesses românticos, ela tinha um tipo: inacessível. O que a maioria das pessoas quer dizer com "tipo" é no sentido de atração, um tipo de aparência física ou um tipo de personalidade que as motiva. Mas o que fundamenta o tipo da pessoa de fato é uma sensação de familiaridade. Não é por coincidência que quem tem pais irritados em geral acaba escolhendo parceiros irritados; que aqueles com pais alcoólatras são com frequência atraídos para parceiros que bebem bastante, ou que aqueles com pais retraídos ou críticos vejam-se casados com cônjuges retraídos ou críticos.

Por que as pessoas fariam isso consigo mesmas? Porque a atração para o sentimento de "lar" faz com que o que querem como adultas seja difícil de separar daquilo que vivenciaram quando crianças. Elas têm uma estranha inclinação a pessoas com as mesmas características de um pai ou de uma mãe que de alguma maneira as magoaram. No começo de um relacionamento, essas características mal serão perceptíveis, mas o inconsciente tem um sistema de radar com ajuste fino, inacessível à mente consciente. Não é que as pessoas *queiram* ser magoadas de novo, mas sim dominar uma situação na qual se sentiam impotentes quando crianças. Freud deu a isso o nome de "compulsão à repetição". "Talvez desta vez", o inconsciente imagina, "posso voltar e curar aquela ferida de tempos atrás, me envolvendo com alguém familiar, mas novo." O único problema é que, ao escolher padrões conhecidos, as pessoas garantem o resultado oposto: elas reabrem as feridas e se sentem ainda mais inadequadas e indignas de serem amadas.

Esse padrão de comportamento acontece totalmente no nível inconsciente. Charlotte, por exemplo, disse que queria um namorado confiável, capaz de manter uma convivência, mas toda vez que encontrava alguém que fosse seu tipo, seguiam-se caos e frustração. Por outro lado, depois de um encontro recente com um rapaz que parecia ter muitas das qualidades que Charlotte dizia querer em um parceiro, ela veio à terapia e declarou: "É uma pena, mas não rolou uma química". Para seu inconsciente, a estabilidade emocional dele parecia estranha demais. Seria muito melhor repetir o padrão tão bem conhecido, apesar de estar forçando sua vida romântica a girar em círculos. Mesmo sujeito, nome diferente, mesmo resultado.

Sempre digo que não é preciso contar histórias com palavras, porque as pessoas sempre as representam para você. É por isso que vamos começar notando os padrões em seu comportamento. Nestes próximos exercícios, tentaremos convencer alguns dos seus padrões a mostrar a cara.

● Escondendo à plena vista

Assinale quaisquer situações que pareçam familiares, mesmo que não sejam totalmente precisas.

☐ Traí vários dos meus parceiros.

☐ Muitos dos meus parceiros me traíram.

- [ ] Sempre me vejo tentando "consertar" as pessoas a minha volta.
- [ ] Tenho tendência a me entediar facilmente nos relacionamentos.
- [ ] Tenho tendência a me afastar de amizades.
- [ ] As pessoas dizem que sou generosa demais.
- [ ] Apaixono-me num piscar de olhos.
- [ ] Em geral, acabo me ressentindo dos outros.
- [ ] Com frequência, escondo o que sinto e fico remoendo esses sentimentos.
- [ ] Constantemente, discuto com pessoas que são próximas de mim.
- [ ] Quando parece que a conversa vai ser difícil, tendo a evitá-la completamente.
- [ ] As pessoas dizem que sou difícil de me dar a conhecer.
- [ ] As pessoas na minha vida são emocionalmente exaustivas.
- [ ] As pessoas dizem que sou "excessiva".
- [ ] Raramente peço o que quero.
- [ ] Em geral acho difícil ir em frente com planos, projetos, ideias ou outros compromissos.
- [ ] Tenho regularmente problemas financeiros.
- [ ] Fui rotulada como a mediadora da família.
- [ ] Minha tendência em gastar demais (comer demais, beber demais ou me exercitar demais) já me trouxe problema.
- [ ] Minha dedicação ao trabalho em geral interfere no tempo que passo com a família.
- [ ] Outro: _____
- [ ] Outro: _____

Agora que você identificou alguns padrões em potencial, vejamos como eles moldam as suas histórias e contribuem para a trama.

Escolha uma história em que um dos padrões que você escolheu esteja presente. Qual tem sido seu papel neste problema? Ainda que existam fatores externos em jogo, como você reagiu?

Esse padrão poderia estar ajudando-a ou funcionando para você de algum modo, tal como mantê-la segura ou confirmar uma história que já lhe é conhecida? De que maneira?

Como as pessoas à sua volta reagem quando você repete esse padrão de comportamento? Afastam-se? Consolam-na? Responsabilizam-na? Tentam ajudá-la a adotar uma mudança positiva?

Como esses padrões têm desafiado seus relacionamentos, seu tempo, suas finanças ou sua autoestima?

O OUTRO LADO DA AUTODEFESA

Quando sentimos dor ou desconforto, mental ou físico, somos movidos a tentar fazer com que isso pare o mais rápido possível. Nessas horas, nossa mente inventa estratégias inteligentes para colocar uma distância entre nós e a fonte de desconforto, as quais são chamadas de *mecanismos de defesa*, e nosso cérebro é especialista em mobilizá-los. Como o termo sugere, as autodefesas servem a um propósito útil. Elas protegem as pessoas de danos... até não serem mais necessárias. Mas os mecanismos de defesa podem moldar nossas histórias de um jeito que não pretendemos. Podem complicar as coisas, dificultando nossa identificação e ligação com emoções que, embora incômodas, podem nos oferecer *insights* úteis, caso nos permitamos senti-las.

Todas as pessoas que acompanho em *Talvez você deva conversar com alguém* (inclusive eu) empregam mecanismos de defesa para lidar com suas dificuldades. Recorri à *compartimentalização* quando escondi incidentes em que o Namorado me mostrava que não era ligado em crianças e coloquei-os em uma caixa lacrada na minha mente. Charlotte recorreu à *negação* para evitar reconhecer que tinha um problema com bebida. John usou a *evitação* para escapar de uma situação ou de um sentimento angustiante. Assim como eu evitava falar com Wendell sobre o fato de não estar escrevendo o livro previsto sobre "felicidade", John evitava me contar sobre a morte de Gabe, para não ter que pensar a respeito.

Todos nós usamos mecanismos de defesa, mas o fascinante é que não temos consciência deles no momento. Um fumante pode recorrer à *negação* agarrando-se à crença de que seu fôlego curto deve-se ao clima quente e não aos cigarros. Outra pessoa poderia usar a *racionalização* (justificando algo vergonhoso) dizendo, após ser rejeitada em um emprego, que, para começo de conversa, "nem queria trabalhar ali mesmo". Em *formação reativa*, sentimentos ou impulsos inaceitáveis são expressos como seu oposto, a exemplo de quando uma pessoa que não gosta da vizinha faz um esforço para estabelecer uma amizade; ou quando um cristão evangélico, que se sente atraído por homens, produz ofensas homofóbicas.

Alguns mecanismos de defesa são considerados primitivos e outros, maduros. No último grupo está a *sublimação*, que ocorre quando uma pessoa transforma um ímpeto potencialmente danoso em algo menos nocivo (um homem com impulsos agressivos vai praticar boxe) ou mesmo construtivo (alguém com vontade de cortar pessoas torna-se um cirurgião que salva vidas). O *deslocamento* (transformar um sentimento em relação a uma pessoa em uma alternativa mais segura) é considerado uma defesa neurótica, nem primitiva, nem madura. Uma pessoa que é tratada aos gritos pelo chefe, mas que poderia ser demitida se gritasse de volta, poderia chegar em casa e gritar com o companheiro ou o cachorro.

Lembre-se: o que acontece com os mecanismos de defesa é que não temos consciência deles no momento. Aqui estão definições dos mais comuns. Veja se você consegue se reconhecer em algum deles.

	Descrição	Exemplo
Negação	Recusar-se a aceitar a realidade porque fazê-lo seria muito doloroso ou constrangedor.	Você diz que "bebe socialmente" e nega que tem problemas com bebida, ainda que todo final de semana sofra de uma ressaca horrorosa.
Regressão	Voltar a um estágio anterior, mais juvenil de desenvolvimento.	Durante um conflito, você sai pisando duro, bate a porta e se lamenta calada.
Evitação	Recusar-se a lidar com uma situação incômoda.	Você discute com sua irmã, depois não atende as ligações dela pelo resto da semana.
Projeção	Pegar os próprios medos e inseguranças, e os atribuir a outra pessoa.	Você luta com o seu temperamento, mas afirma que é seu companheiro quem tem problema para lidar com a raiva.
Sublimação	Redirecionar socialmente, de maneira produtiva, impulsos inaceitáveis.	Você discute com seu companheiro e decide levar suas frustrações para a academia.
Formação reativa	Comportar-se de maneira oposta a como se sente.	Você não suporta seu novo companheiro de trabalho, mas é excessivamente simpática sempre que vocês se cruzam no corredor.
Deslocamento	Descontar suas frustrações em uma pessoa ou um objeto que pareça menos ameaçador.	Você teve um dia ruim no trabalho e desconta em sua família ao chegar em casa.
Racionalização	Tentar explicar comportamentos ou sentimentos que não combinam com suas expectativas da realidade.	Alguém lhe dá um cano num encontro, e você se convence que não tem importância porque ele(a) era um(a) babaca mesmo.
Intelectualização	Desligar suas emoções e abordar a situação por um ponto de vista puramente racional: "pensar para evitar sentir".	Alguém que lhe é próximo morre e, em vez de se permitir o luto, você apenas foca nas logísticas do preparo do funeral.
Repressão	Manter lembranças dolorosas escondidas no inconsciente.	Você cresceu numa família disfuncional e não se lembra disso, mas agora, adulta, tem problemas para estabelecer relacionamentos.

● Reconhecendo a autodefesa

Tendo em mente essas definições de mecanismos de defesa, relembre a última vez que sentiu uma emoção forte ou incômoda. Os indícios desses momentos geralmente se encontram em nosso corpo: ombros tensos, uma dor de cabeça que parece vir do nada, impaciência. Talvez você tenha aberto seu e-mail esta manhã e encontrado uma mensagem hostil de um colega, contendo uma insinuação acusatória sobre um prazo que você (quase) perdeu. Talvez tenha tido uma conversa penosa com um parente, e no mesmo dia um diálogo esquisito com uma amiga. Talvez tenha entrado numa rede social e visto que uma amiga conquistou uma meta profissional que você também almejava, ou que um conhecido comprou uma casa linda ou que seu ex acabou de ficar noivo. Seja o que for que você encontre para analisar com mais cuidado, lembre-se de que todos nós podemos acabar sendo presas dos mecanismos de defesa. Trata-se de uma reação humana a emoções difíceis. Veja se consegue abordá-la – identificá-la e sinalizá-la – como fiz com os pacientes no livro e saiba que ainda haverá trabalho a fazer mais adiante.

Situação nº 1

Sentimento

Reação/Mecanismo de defesa

Situação nº 2

Sentimento

Reação/Mecanismo de defesa

Situação nº 3

Sentimento

Reação/Mecanismo de defesa

NA VERDADE, TUDO NÃO PASSOU DE UM SONHO?

Nossos sonhos podem parecer misteriosos, mas eles também contêm uma beleza imensa, porque, com frequência, possuem as chaves para desbloquear nossos padrões, permitindo-nos um maior *insight* no nosso coração e na nossa mente. Tenho notado que os sonhos podem ser um precursor da autoconfissão, uma espécie de pré-confissão. Algo enterrado é trazido mais próximo da superfície, mas não em sua inteireza.

Você deve se lembrar de que o livro conta que John andava sonhando com a mãe, que morreu quando ele ainda era criança. Ele não conseguia fazer aquilo parar, e por um bom motivo. Nossos sonhos são como mensageiros noturnos, enviando informações importantes que somos incapazes de processar quando estamos acordados. Os sonhos revelam lentamente sua verdade e sabedoria. Uma paciente sonha que está deitada na cama abraçando sua colega de quarto. De início, ela pensa que tem a ver com a forte amizade entre elas, mas mais tarde percebe que tem atração por mulheres. Um homem tem um sonho recorrente em que é flagrado em alta velocidade; depois de um ano tendo esse sonho, ele começa a considerar que as décadas de sonegação de impostos, de se colocar acima das regras, poderiam estar afetando-o.

Não é de se surpreender que com frequência sonhemos com nossos medos. Temos muitos medos. E quais são eles? Temos medo de sermos feridos, humilhados, do fracasso e do sucesso. Temos medo de ficarmos sozinhos e de criarmos vínculos. Temos medo de escutar o que nosso coração nos diz. Temos medo de sermos infelizes ou felizes demais (nesses sonhos, inevitavelmente, somos punidos por nossa alegria). Temos medo de não sermos aprovados pelos nossos pais e de nos aceitarmos pelo que realmente somos. Temos medo de ter a saúde abalada e de uma boa sorte. Temos medo da nossa inveja e de possuir em demasia. Temos medo de ter esperança por coisas que talvez não consigamos. Temos medo de mudança e de não mudar. Temos medo de que algo aconteça a nossos filhos, a nosso trabalho. Temos medo de não ter controle e do nosso próprio poder. Temos medo da brevidade da vida e da duração da nossa morte. Temos medo de que, depois da morte, não teremos feito diferença. Temos medo de sermos responsáveis por nossa própria vida.

● Diário de sonhos

Relembrar um sonho em todos os detalhes é um pouco como envolver com as mãos uma brisa de verão. Acaba que não é tão fácil.

Mas uma coisa que ajuda é um diário de sonhos: trata-se simplesmente de uma ferramenta para se lembrar deles. Mais tarde, falaremos sobre o significado disso.

No fim deste manual, você encontra um modelo para usar como diário de sonhos, mas um caderno dará conta do recado.

Mantenha o diário ao lado da cama e escreva seus sonhos assim que acordar, e estou dizendo isso literalmente. Capte tudo que puder logo que abrir os olhos, antes que sua mente consciente assuma e você comece a perder o conteúdo do sonho. Preste atenção também para escrever seus sonhos no tempo presente, e não no passado. Em vez de escrever "Eu saí e o vi", descreva-o como se estivesse acontecendo neste momento: "Saio e o vejo". Quando você escreve seus sonhos no tempo presente, eles se tornam muito mais vívidos e reais, e também fáceis de serem lembrados. Deixe as palavras fluírem, usando uma linguagem sem censura, livre, sem editar de jeito nenhum.

Depois de reunir dados de alguns dias ou semanas em seu diário de sonhos, é hora de um pouco de reflexão.

Existe algum sonho que pareça especialmente significativo para você?

O que neste sonho se mostra como importante, estranho, assustador ou surpreendente?

Você nota algum sonho ou tema recorrente?

Existe algo escondido em um sonho ou numa sequência de sonhos que estaria tentando vir à tona? Medo? Desejo? Anseio? Uma ruptura esperando para acontecer? Uma dificuldade ou um conflito se resolvendo de algum modo?

PIT STOP DA CURIOSIDADE

Muitas pessoas começam a terapia com mais curiosidade sobre os outros do que sobre si mesmas: "Por que meu marido faz isto?" ou "Por que minha irmã não confia em mim?". Na terapia, através das nossas conversas, polvilhamos sementes de curiosidade porque a terapia não consegue ajudar pessoas que não se sintam curiosas sobre si mesmas. Para muitas, cultivar um estado de curiosidade requer um pouco de prática. Numa sessão, eu poderia perguntar a um paciente por que pareço mais curiosa em relação a ele do que ele em relação a si mesmo, o que pode estimular sua própria linha de questionamento.

Um recurso útil que você pode utilizar sozinha é a prática de *mindfulness*: concentrar sua atenção no momento presente, em sensações físicas, sons, pensamentos, com curiosidade, sem julgamento.

Quando você tiver arrumado tempo para se sentar em silêncio consigo mesma, note o que quer que passe pela sua consciência, seja um som ou um cheiro, seja um pensamento ou um sentimento. Quando você fechar os olhos e respirar fundo, pode ser que sinta que está elaborando mentalmente sua lista de supermercado ou obcecada com o som de gotejamento que vem do banheiro. Não julgue. Apenas atente-se ao que você está reparando e seja curiosa.

A prática de *mindfulness* pode ser uma ferramenta muito útil porque, quando você fica curiosa, está naturalmente mais aberta. Se você se sentar para meditar na sequência de uma conversa difícil com uma amiga e for capaz de observar seus pensamentos com certas dúvidas ("Por que será que eu disse isso?" ou "Fico me perguntando o que ela sentiu quando eu disse aquilo"), vai estar menos na defensiva e menos fechada. Na verdade, é provável que comece a ver alguns padrões. Nosso cérebro tende a passar histórias em círculos, em especial quando passamos por um estresse ou quando estamos aflitos. Como nosso sistema nervoso está em alerta máximo, em geral não reconhecemos que as mesmas justificativas, defesas e reclamações ficam girando como cavalinhos em um carrossel. Mas, quando paramos e observamos nossos pensamentos e emoções como dicas a serem seguidas, não ameaças contra as quais nos protegermos, podemos ver a história com muito mais abrangência.

Para melhorar nossa habilidade em notar padrões, é útil cultivar a conscientização quando não estamos naquilo que os terapeutas chamam de *estado de euforia*. Mesmo quando você está praticando *mindfulness* num momento de calma, ainda encontrará uma grande quantidade de pensamentos que circulam um determinado tema. Por exemplo, se você se senta logo que acorda, com o dia todo à sua frente, se reserva um momento tranquilo, poderá notar que o trabalho fica pipocando sob a forma de uma lista de afazeres que não para de crescer, como "Ah, preciso mandar um e-mail para Mark". Então, você volta para a sua respiração e "Ah! Não posso me esquecer de reagendar o almoço para quinta-feira". Aí você volta mais uma vez para a respiração e "O que eu tinha na cabeça?

Nunca vou terminar aquele projeto na sexta-feira!". E assim por diante. Os budistas chamam isso de *mente do macaco* por um motivo: os pensamentos na sua cabeça não param de pular por um bom tempo. Porém, quanto mais você os silencia, mais fácil fica. E o mesmo acontece com o reconhecimento de padrões. Ficar curiosa em relação a eles pode ajudar a concentrar sua atenção no que parece mais urgente, incômodo ou estimulante.

Para este próximo exercício, ajuste um *timer* para três minutos. Feche os olhos e preste atenção em sua respiração. Se notar seus macacos do pensamento pulando por aí, observe-os e volte para a respiração. Isso vai acontecer várias vezes. Quando notar o conteúdo da sua mente, ou as sensações do seu corpo, poderá descobrir algo novo ou igualmente importante, algo familiar. Para manter sua curiosidade atuante e deixar o julgamento de lado, você pode usar algumas destas perguntas: Que parte do meu corpo estou notando neste momento? Qual é a sensação? Formigante? Dolorosa? Quente? Aquele pensamento que acabei de ter foi assustador; para qual ele me levou em seguida? Eu já tinha pensado naquilo antes? Quando penso nisso, onde é que sinto no meu corpo?

O que você notou?

Que pensamentos foram repetitivos? Você observou algum tema?

AS RAÍZES DE TEMAS E PADRÕES

Agora que você identificou alguns temas e padrões na sua vida, uns dos quais você já tinha consciência havia um tempo e outros que acabou de descobrir, é hora de dar uma olhada melhor para o que poderia estar acionando-os ou mantendo-os. Sejam esses temas e padrões úteis, sejam inúteis, de uma coisa você pode ter certeza: eles estão servindo a *algum* propósito, ou nem chegariam a existir. Para Charlotte, seu padrão de escolher certo "tipo" de companheiro romântico era sua maneira inconsciente de tentar curar uma ferida da infância. Para Julie, cumprir todos os requisitos de uma carreira profissional exemplar ajudava-a a se sentir mais no controle do que se sentiria se desse voz a seus desejos subjacentes. Para Rita, punir-se pelos erros do passado mantinha-a a salvo de ter que deixar outras pessoas entrarem na sua vida, o que poderia resultar em ser magoada de novo. Para John, seu padrão de depreciar os outros protegia-o de encarar seu próprio medo de ter falhado com o filho.

Embora muitos padrões estejam arraigados na história, é possível modificá-los pela nossa conscientização e também pelas nossas circunstâncias. Podemos repetir padrões, tranquilamente, durante uma década da nossa vida, depois passar para a próxima década e descobrir que a maneira costumeira de agir já não funciona. Por exemplo, no capítulo anterior falamos que, antes do diagnóstico de câncer, a ideia de trabalhar no Trader Joe's não teria passado pela cabeça de Julie. Seu padrão, em se tratando de escolhas de emprego e caminho de vida, era estar em segurança, cumprir todos os requisitos exigidos. Esse padrão funcionou bem durante a maior parte da sua vida, ajudando-a a se firmar na carreira e conseguir ser efetivada em sua universidade ainda bem jovem. Mas, quando o câncer apareceu, esse padrão deixou de fazer sentido.

A segurança que Julie construíra em sua vida, representada por todo aquele planejamento cuidadoso, revelou-se uma ilusão. O tema da história de Julie, antes do seu diagnóstico, tinha sido controle, mas nada como uma doença para acabar com essa sensação de poder, mesmo que, em geral, tenhamos menos controle do que imaginamos. O que as pessoas não gostam de pensar é que podemos fazer tudo certo, na vida ou no protocolo de um tratamento, e ainda assim sair perdendo. Para lidar com a nova realidade, Julie estabeleceu novos padrões que cediam mais à liberdade do que à segurança. Ela recusou ser um membro de torcida da "equipe do câncer" e falar sobre a sua doença por clichês. Evitou eufemismos para morte e ficava frustrada com banalidades equivocadas das outras pessoas, tais como "Tudo acontece por um motivo". Julie pode ter saído perdendo, mas logo percebeu que o único controle que tinha era como se virar naquela situação, do jeito dela e não do jeito que os outros diziam que ela deveria fazer.

Assim como nossas histórias, os padrões e os temas sempre podem ser revisados. Às vezes, como no caso de Julie, o que fazia sentido ontem já não se aplica hoje. Mas, com mais frequência, precisamos exercer um papel mais ativo ao erradicar maneiras de ser no mundo que já não parecem certas. Como veremos a seguir, tomar consciência dos nossos padrões pode nos ajudar a entender o que move nossos pensamentos e ações.

● Qual é seu estilo de apego?

Alguns dos nossos padrões mais importantes podem remontar a interações mais antigas com cuidadores. A teoria do apego foi desenvolvida na década de 1950 para explicar a maneira como nosso modelo para conexão humana desenvolve-se na primeira infância e é moldado em nossos primeiros relacionamentos. Estudos têm demonstrado repetidamente que a necessidade por amor e vínculo é tão forte quanto nossa necessidade por comida. Os estilos de apego são significativos, porque eles também acontecem nos relacionamentos adultos, influenciando o tipo de companheiro que as pessoas escolhem (estável ou menos estável), o comportamento delas ao longo do relacionamento (carente, distante ou volátil) e a forma como seus relacionamentos tendem a terminar (melancolicamente, amigavelmente ou com uma tremenda explosão).

Existem quatro estilos principais de apego que desenvolvemos durante a infância nos relacionamentos com nossos cuidadores. O *apego seguro* ocorre quando os principais adultos responsáveis por cuidar da criança são amorosos, acolhedores e reativos. No momento que um pai ou uma mãe sai do seu lado, no início ela fica agitada, mas logo se acalma e se sente à vontade para explorar o mundo, porque sabe que os pais voltarão. Do mesmo jeito, ela sabe que qualquer aflição que trouxer para o pai ou a mãe será recebida com apoio e afeto. Na vida adulta, uma pessoa com apego seguro procurará relacionamentos que são igualmente seguros, em que suas necessidades são atendidas e nos quais atenderá e respeitará as necessidades do parceiro ou da parceira.

Julie é um ótimo exemplo de adulto com apego seguro. Vimos isso refletido em seu relacionamento amoroso e solidário com Matt, e nas histórias que compartilhou sobre sua família. Por exemplo, quando Julie estava na faculdade, sua mãe tinha alguns motivos de preocupação em relação a seu namorado, chegando a ponto de sugerir à filha que procurasse o centro de orientação da universidade para conversar sobre isso em campo neutro. Julie não estava pronta para encarar a realidade do seu relacionamento e rejeitou a sugestão da mãe. Alguns meses depois, o namorado deu o fora nela. Em vez de dizer "Eu bem que avisei", ela ficou ao telefone com a filha, que estava nervosa e em lágrimas, e simplesmente ouviu. Julie sentiu-se segura o bastante com a mãe para discordar dela, mas também para telefonar em busca de conforto quando as coisas desmoronaram como a mãe previra.

Um estilo de *apego evitante* desenvolve-se quando um dos genitores ignora, minimiza ou rejeita as necessidades da criança. Pode haver uma frieza ou uma falta de afeição quando ela estiver agitada. O resultado é que ela se torna autossuficiente e contida, um pequeno lobo solitário, e tende a reagir às necessidades dos outros da mesma maneira que seus pais trataram as suas necessidades, em geral ignorando-as. Quando adultos, os indivíduos com esse estilo de apego são frequentemente depreciativos nos relacionamentos, esperando que os outros cuidem de si mesmos. Aqui, Rita é um bom exemplo. Na infância, sentia-se sozinha e abandonada pelos pais, suas necessidades nunca eram completamente atendidas. Mais tarde, quando teve filhos, na realidade, ela tinha inveja por eles terem irmãos e pais jovens e cheios de energia, o que lhe dificultou estabelecer uma ligação com as crianças e satisfazer as necessidades delas.

Já o *apego ambivalente* desenvolve-se quando um dos cuidadores é inconsistente em seu afeto e atenção. Às vezes está ali, outras vezes, não. Foi o que Charlotte vivenciou desde cedo com os pais. As crises de depressão de sua mãe e os sumiços de seu pai contribuíram para uma sensação de instabilidade na vida. Uma criança com esse tipo de apego normalmente fica angustiada quando os pais saem, porque não sabe quando eles voltarão. E se realmente voltarem, ela não pode ter certeza de que suas necessidades serão atendidas, nem de que o pai ou a mãe não desaparecerão de novo. Quando adulto, sentirá ansiedade nos relacionamentos, estará sempre ansioso quanto a se o relacionamento dará certo ou se será deixado a ver navios. Por causa desse medo de abandono, a pessoa precisa de uma confirmação constante para se sentir segura e com frequência exige proximidade emocional, o que pode ser sufocante para seus parceiros e amigos. O problema é que a confirmação tem vida curta, no momento parece boa, mas, por mais que ela seja reafirmada, não é o suficiente para durar muito tempo.

Por fim, existe o *apego desorganizado*, que acontece quando um cuidador não apenas é inconsistente e imprevisível ao reagir às necessidades emocionais da criança, como também é, frequentemente, hostil, invasivo e assustador. Crianças nesses ambientes ficam presas a uma situação insustentável, porque a origem do seu terror é a própria pessoa de quem dependem para sobreviver. Quando adultos, os indivíduos com esse estilo de apego tendem a perpetuar a mesma disfunção em seus próprios relacionamentos, que podem ser voláteis e de curta duração. Embora anseiem pela segurança de um relacionamento emocional saudável, também têm medo de serem rejeitados ou magoados, então, com frequência, sabotam as relações. Isso serve como uma profecia que se autoconcretiza, na qual os indivíduos reforçam sua crença de que não dá para confiar nos outros.

Para descobrir seu estilo geral de comportamento nos relacionamentos, leia as seguintes afirmações e assinale as que lhe parecerem familiares:

☐ 1. Tenho medo de que meu(minha) companheiro(a) me troque por outra(o).

☐ 2. Não gosto da ideia de muita intimidade ou de levar o relacionamento para a próxima fase.

☐ 3. Gostaria de poder ter relacionamentos mais íntimos, mas sinto como se as pessoas só fossem tirar vantagem de mim.

☐ 4. Fico preocupada que as pessoas não gostem de mim depois de me conhecer.

☐ 5. Se reparo que meu(minha) parceiro(a) está de olho em outras pessoas, posso sentir ciúmes por um momento, mas não me perturba por muito tempo.

☐ 6. Com frequência me sinto decepcionada nos relacionamentos.

☐ 7. Não sou de criar drama em relacionamentos.

☐ 8. É fácil ficar chateada sem motivo com meu(minha) companheiro(a).

☐ 9. Passo muito tempo preocupada(o) em saber se sou bastante atraente.

☐ 10. Sinto-me à vontade para dizer o que penso a quem me é próximo.

☐ 11. Meu relacionamento parece satisfatório.

☐ 12. Meus relacionamentos tendem a ser tumultuosos e de curta duração.

☐ 13. Detesto quando pessoas dependem de mim.

☐ 14. Preferiria dormir com qualquer um(a) a fazer sexo com a mesma pessoa.

☐ 15. Apaixono-me rápido, com facilidade e frequentemente.

☐ 16. Se meu(minha) companheiro(a) começa a ficar distante, deduzo que seja por algo que eu fiz.

☐ 17. Para mim, é fácil voltar à ativa depois de um rompimento.

☐ 18. Não questiono a solidez do meu relacionamento por causa de uma simples discussão ou discordância.

☐ 19. Fico travada(o) mentalmente em reação a um conflito no relacionamento.

☐ 20. Tendo a ir de um extremo a outro nas minhas emoções.

Para ter uma ideia de onde você poderia se enquadrar quando se trata de estilo de apego, some suas respostas usando a chave abaixo:

Seguro: Some sua pontuação para os itens 5, 7, 10, 11, 18: _____

Evasivo: Some sua pontuação para itens 2, 8, 13, 14, 17: _____

Ambivalente: Some sua pontuação para os itens 1, 4, 9, 15, 16: _____

Desorganizado: Some sua pontuação para os itens 3, 6, 12, 19, 20: _____

Falando em termos simples, a categoria em que você tiver maior pontuação reflete seu estilo de apego em geral. Talvez sua pontuação seja exatamente o que você esperava e faça sentido no contexto de alguns dos padrões que você identificou neste capítulo. Mas, como acontece na maioria das coisas na vida, essas pontuações não são preto no branco. Elas apenas sugerem que você parece estar mais alinhada com traços de um determinado estilo de apego, mas não significam que o incorpore totalmente. Também é bem possível que você tenha um punhado de características que coincidam com estilos diferentes. De qualquer modo, é importante lembrar que o seu estilo de relacionamento transparece na sua vida e quanto mais você o entender, melhor.

A boa notícia é que os estilos de apego inseguro (evasivo, ambivalente e desorganizado) podem ser modificados na vida adulta. Na verdade, nisso consiste grande parte do trabalho da terapia. Para aqueles que têm um estilo de apego evasivo, o trabalho normalmente foca em se tornar mais consciente das pessoas que os cercam que tenham um estilo de apego saudável. Ao identificar e prestar especial atenção na maneira como essas pessoas reconhecem e atendem às próprias necessidades, elas poderão ser usadas como modelos tardios do que seria um relacionamento saudável e ajudar a pessoa evasiva a lentamente se esforçar na expressão da vulnerabilidade exigida pela verdadeira intimidade. Para uma pessoa com estilo de apego ambivalente, a chave é aprender a estar presente. Em vez de viver com medo do futuro e tentar controlá-lo manipulando o presente, focar na qualidade da ligação que esteja acontecendo *agora* pode ajudar. Para os que têm um estilo de apego desorganizado, a tarefa é processar medos não resolvidos e desenvolver habilidades de enfrentamento para tolerar emoções avassaladoras (das quais eles, em geral, tentam se livrar, projetando-as em outras pessoas).

● Descobrindo seu motivo

Em geral, as pessoas adotam padrões de comportamento numa tentativa de se proteger de uma sensação de frustração ou perda ocorrida no passado. Como você leu em *Talvez você deva conversar com alguém*, elas sabotam os relacionamentos por temer a intimidade ou evitam perseguir seus sonhos porque temem que nada poderia dar certo para elas. Para Rita, sua incapacidade de vivenciar alegria e sua insistência em se agarrar a tudo que fosse negativo em sua vida eram, na verdade, um mecanismo de proteção. A salvo dentro da sua couraça de dor, ela não precisava enfrentar nada, nem tinha que "dar as caras pro mundo", onde poderia se magoar de novo. Considerando tudo que ela havia enfrentado, era uma maneira compreensível de lidar com os vários pontos na trama de sua história até o momento. Mas foi só quando ela reconheceu o quanto a dor estava *servindo-a* discretamente que conseguiu desmantelar o padrão que a guiara por tantos anos.

Quaisquer que sejam os padrões que você identificou neste capítulo, o exercício seguinte a ajudará a identificar o seu "motivo" como em "Por que fico repetindo as mesmas coisas sem parar?". Também é uma chance para refletir sobre como certos padrões de comportamento ou de pensamento poderiam ser úteis de alguma maneira, para o bem ou para o mal.

Considere um padrão que você identificou. Que reações típicas são desencadeadas quando este padrão surge? Que emoções afloram? Onde elas se registram em seu corpo?

Quando você se descobrir repetindo o mesmo padrão de comportamento, pergunte a si mesma se algo sobre a situação vigente soa ou parece familiar. Quando você esteve nesta situação antes? Quando se sentiu desta maneira no passado? Com quem você estava e em quais situações?

Uma vez que você tenha se conectado a esse sentimento familiar, subjacente a seus comportamentos passados e presentes, veja se consegue identificar o que a levou a tais comportamentos no passado. Ainda que esses comportamentos não funcionem para você agora, provavelmente surgiram como um meio de ajudá-la a lidar com circunstâncias quando era mais nova. Um exemplo poderia ser algo do tipo: "Quando criança, evitar minha mãe instável foi útil para impedi-la de ficar brava comigo sem motivo".

Como esse padrão funcionou para você no passado? Do que ele a protegeu?

Agora, separe seu "eu" do passado do seu "eu" do presente e investigue se esses comportamentos ainda servem ou não ao mesmo propósito em sua vida atual. Eles ainda a estão protegendo ou a reprimindo? Por exemplo: "Evitar ficar próxima das pessoas na vida adulta faz com que me sinta solitária".

📷 Terceiro instantâneo

Como está seu estado interior neste momento? Qual é a sensação de pensar com mais profundidade nesses padrões? Que sensações você nota? Alívio? Animação? Curiosidade?

Terceira reflexão

No próximo capítulo, daremos uma olhada nas ligações interpessoais da nossa vida, para ver onde estamos conseguindo o que queremos e onde há espaço para crescer. Mas antes de seguirmos adiante, vamos usar o espaço a seguir para registrar quaisquer revelações ou *insights* que você tenha descoberto escavando temas e padrões específicos. Use este espaço para escrever sobre o que a surpreendeu e de que forma suas percepções jogaram luz sobre como você vive a sua vida. Sinta-se à vontade para descrever padrões que esteja notando agora nos seus relacionamentos, quais deles você gostaria de romper, bem como quais estão funcionando bem.

Unindo os pontos de ligação

*Aproximando-nos de nós mesmos
ao nos aproximarmos dos outros*

4

"Crescemos em associação com os outros. Todo mundo precisa escutar a voz daquela outra pessoa que diz: *Acredito em você. Consigo ver possibilidades que talvez você ainda não veja. Imagino que possa acontecer algo diferente, de um jeito ou de outro.*"

———

Talvez você deva conversar com alguém

Se, quando comecei como terapeuta, você me perguntasse qual era o motivo de a maioria das pessoas vir me procurar, teria respondido que elas esperavam se sentir menos ansiosas ou deprimidas, e ter menos relacionamentos problemáticos. Mas independentemente das circunstâncias, parecia haver o elemento comum de solidão, o desejo por uma forte sensação de ligação humana, a qual falta na vida delas. Elas raramente expressavam isso dessa maneira, mas quanto mais me inteirava da trajetória dos meus pacientes, mais sentia isso. O que não deveria ser uma surpresa. Os seres humanos têm dependido uns dos outros para sobreviver e se desenvolver desde que começamos a caminhar sobre a Terra. O erro está em pensar que, só porque não estamos lutando pela sobrevivência como estávamos no início da nossa existência, não precisamos uns dos outros da mesma maneira.

Na verdade, enquanto escreve e reflete sobre suas histórias e padrões, provavelmente você descobriu que, embora possa ser a protagonista, raramente está sozinha na página. No capítulo anterior, falamos sobre a importância de olhar com mais atenção para seus padrões *relacionais* – como agimos e reagimos às pessoas a nossa volta. Neste capítulo, vamos olhar mais a fundo as histórias sobre nossos relacionamentos como um todo.

Investigar de que modo nossa ligação com os outros informa e molda nossas narrativas oferece uma pista importante para um melhor entendimento de nossos desejos, mágoas e esperanças para o futuro. Em *Talvez você deva conversar com alguém*, Charlotte, como muitos outros, quer intimidade, mas ao mesmo tempo a evita. Rita e John mantêm as pessoas a uma boa distância, num esforço para se proteger. Julie está explorando como se manter ligada aos que estão no seu entorno, apesar de se sentir isolada por sua doença. Em cada caso, ao abrir a possibilidade para novas ligações ou procurar fortalecer as que já existem, o crescimento e a mudança tornam-se muito mais fáceis. O desejo de relacionamentos mais fortes é, com frequência, o impulso para cultivar uma relação melhor consigo mesma. Enquanto vive seu romance com Myron, Rita encontra motivo para prestar mais atenção em sua depressão e obter ajuda. Tanto para Charlotte quanto para John, permitir-se pequenas doses hesitantes de intimidade durante nossas sessões de terapia ajuda-os a se sentirem mais seguros ao se abrir em outras áreas da vida.

Então, vamos olhar mais a fundo quem está na sua órbita. A partir da análise da permanente necessidade humana de criar vínculos, conseguimos identificar a melhor forma de fortalecer nossos relacionamentos, e é isso que faremos aqui. O cerne deste capítulo é aprender a arte da *tomada de perspectiva*, para nos afastarmos de nosso papel de narrador não confiável e refletirmos sobre um ponto de vista que crie mais flexibilidade nas nossas histórias. Aprenderemos o que, de fato, significa *escutar* e consideraremos mudar nossos próprios passos na dança que fazemos com parceiros, amigos e familiares.

FLEXIBILIZANDO SUAS LIGAÇÕES

Ao longo do manual, refletimos sobre como descobrir flexibilidade em nossas histórias é um prelúdio para mudá-las. O que mantém a rigidez dessas narrativas é uma incapacidade de considerar novos pontos de vista que possam revelar o que mais poderia estar acontecendo e o que mais é possível. Quando as pessoas procuram terapia, frequentemente chegam com uma ideia obstinada sobre alguma coisa – uma situação, um acontecimento ou um conflito em um relacionamento. Para John, era que o mundo estava cheio de idiotas. Para Rita, era que ela merecia ser infeliz. Se eu tiver um casal à minha frente, é comum a crença inquestionável de é o outro que está errado sobre o que quer que os tenha trazido ao meu consultório. Essas narrativas não têm muito espaço de manobra. A pessoa está com a ideia fixa e tudo o que quer é apresentar provas que confirmem seu relato. Em geral, isso envolve fazer deduções substanciais sobre as intenções e as motivações do outro. Às vezes, ela nem está disposta a ver outra perspectiva, como minha paciente Becca, que não estava pronta para olhar sua história com mais cuidado.

Em casos assim, na melhor das hipóteses, a possibilidade de movimento é mínima, pois todos os outros contextos em potencial estão fechados. Mas, se você estiver aberta a mudanças, a *tomada de perspectiva* é uma das maneiras mais confiáveis de sacudir uma história. Parece simples: apenas se coloque no lugar do outro, certo? Mas se você já tentou, viu que não é tão fácil. Porém uma vez que você aprenda como fazer essa poderosa mudança de atitude, verá que ela não apenas ajuda a melhorar seus relacionamentos pessoais e profissionais, como também a ficar atenta a uma história incompleta que poderia estar levando-a para o caminho errado.

● Toda história tem dois lados

Um desafio comum em terapia é se deparar com um conflito interpessoal e tentar encontrar outra versão da história. Isso acontece nas amizades, nos relacionamentos profissionais, familiares e românticos. É raro existir uma ligação na nossa vida que escape totalmente do "Estou certo, você está errado". Mas sempre existem maneiras de ver o outro lado. Penso na época em que Julie e seu marido, Matt, entraram em conflito sobre o tratamento de câncer, e como ela conseguiu deixar sua própria perspectiva para entender melhor o lado dele.

Na noite em questão, o marido estava assistindo à televisão, mas Julie queria conversar. Matt fazia sons de que concordava com ela, fingindo escutar, o que a deixou irritada. "Veja o que descobri na internet, talvez a gente possa perguntar para os médicos", ela disse, e Matt respondeu: "Esta noite não. Vejo amanhã". Julie retrucou:

"Mas isso é importante, e não temos muito tempo". Matt a olhou com uma raiva que ela nunca havia visto. "Será que a gente não pode ter *uma noite* de folga do câncer?", gritou. Era a primeira vez que ele era outra coisa, senão gentil e solidário, e Julie, surpresa, revidou: "*Eu* não tenho uma noite de folga! Você sabe o que *eu* daria por uma noite de folga do câncer?". Saiu desabalada para o quarto e fechou a porta. Um minuto depois, Matt foi atrás, pedindo desculpas por sua explosão. "Estou estressado", ele disse. "Isso é muito estressante pra mim, mas não tanto como o que você tem passado, então me desculpe. Fui insensível. Me mostre a coisa na internet."

Até aquele ponto, Julie tinha evitado falar sobre o impacto do seu câncer em Matt, mudando de assunto sempre que eu mencionava que talvez também fosse difícil para ele passar por aquilo. Mas, quando ela se viu forçada a confrontar a perspectiva do marido, caiu a ficha de que a experiência dele estava amarrada à dela. Eles estavam juntos naquela viagem infeliz, mas ao mesmo tempo separados. Depois que ela se deparou com aquele aspecto do processo de luto, ela abriu uma nova perspectiva em sua própria história: algum ciúme e certa raiva de que Matt fosse ter um futuro que lhe havia sido encurtado, mas também alguma empatia pelo sofrimento dele. Mesmo sendo difícil confrontar aquilo, ela proporcionou espaço para que Matt expusesse mais a sua humanidade durante o processo, e acho que os ajudou a ter uma experiência mais profunda um do outro, no tempo que lhes restava.

Em geral é mais fácil descobrir outro ponto de vista em retrospecto, da maneira que Julie fez, mas com o passar do tempo espero que você exercite a tomada de perspectiva em tempo real. Numa situação em que as emoções estão exacerbadas, distanciar-se de si traz um grande benefício: pode ajudá-la a ir com mais calma. Os sentimentos levam a comportamentos, e, se somos enredados em nossas histórias e levados pela emoção, existe uma grande chance de que diremos coisas das quais vamos nos arrepender. Se pararmos um pouco para considerar outro ponto de vista, haverá uma maior chance de fazermos uma escolha *consciente* sobre como queremos prosseguir.

Encontrar outro ponto de vista proporciona mais flexibilidade com a situação disponível e abre seus olhos para novos ângulos que não havia considerado: "Ah, talvez seja por isso que nós dois estamos acuados e não conseguimos seguir adiante". Ou, "Sim, acho que deste jeito estou contribuindo para o problema". Ganhar perspectiva abre seus olhos para como os outros a veem: "É claro que faz sentido eles pensarem isto, ainda que não fosse minha intenção".

A tomada de perspectiva pode ser feita de várias maneiras, mas o exercício a seguir é o mais objetivo. Use-o para qualquer situação que possa estar incomodando-a, uma conversa desagradável, um conflito em que você se sinta menosprezada ou apenas para entender melhor alguém.

Brevemente, em duas ou três frases, qual é a sua versão da história?

Agora, escreva essa história pelo outro ponto de vista. Pegue a perspectiva da outra pessoa e exponha-a em nome dela. Você não precisa concordar com a ideia, nem gostar dela, apenas tente entrar na cabeça da pessoa. Talvez a imagine sentada no meu sofá. O que ela estaria dizendo para mim em relação a quanto se sente incompreendida por *você*? Como essa história soaria caso estivesse sendo contada por ela? Use "eu" como se estivesse contando a história pela voz do outro.

● Seleção de elenco

Com frequência nos colocamos involuntariamente em papéis dos quais não nos damos conta e, da mesma maneira, escalamos outras pessoas: o amigo distante, o pai indiferente, o parceiro teimoso, o médico condescendente. Os seres humanos adoram rotular situações e pessoas; faz parte do processo de criar uma história e é tanto necessário quanto problemático. O inconveniente de escalar a si mesma ou alguém para um determinado papel é que você tende a estreitar seu campo de visão quando se trata de ver o panorama por inteiro. Trata-se de uma falha na psicologia humana chamada *viés de confirmação*, ou seja, a nossa tendência a interpretar uma nova informação como uma confirmação do que você já pensa. Se você começa a contar para si mesma a história de que sua cunhada é egoísta, logo qualquer coisa que ela faça será vista através dessa lente. O que acontece é que você fica mais propensa a descontar ou negligenciar quaisquer perspectivas mais generosas. Essa predisposição é algo para se ficar atenta, enquanto olhamos com mais atenção para nossas histórias em relação aos outros. Ao refletir sobre o que o rótulo lhe diz *e* o que ele poderia estar excluindo, você pode reunir informações mais acuradas.

Charlotte é um bom exemplo de alguém que me selecionou para um papel rapidamente: o da mãe competente. Ainda que ela soubesse que não dou conselhos impositivos, mesmo assim queria que lhe dissesse o que fazer. Vinha toda semana com um dilema, querendo desesperadamente que eu desse a minha opinião. "Você acha que eu deveria viajar até o funeral, mesmo que meu chefe fique bravo?", "De agora em diante, devo trancar minha carteira de motorista no porta-luvas do carro?" Em vez de responder, a cada vez, eu tentava conduzi-la para uma conversa que a ajudasse a decidir o que *ela* queria fazer, em vez de me levar a escolher para ela.

O papel que Charlotte definiu para mim era significativo por ser mais uma maneira de uma velha história continuar embasando sua realidade atual. Ela me colocou no papel de mãe competente porque ainda procurava o que lhe faltou na infância. Como no comercial da Mamãe Cão que a fez chorar, desejava desesperadamente uma mãe "normal", que dirigisse o carro com segurança e amor para que ela pudesse ter a experiência de ser cuidada de um jeito que nunca tinha sido. Mas aqui está a deturpação: para me colocar no papel competente, Charlotte acreditava que tinha de se colocar no papel de desamparada, deixando-me ver apenas seus problemas, ou, como Wendell disse uma vez, de "seduzir-me com sua miséria". Os pacientes fazem isso com frequência, como uma maneira de garantir que o terapeuta não vai esquecer o sofrimento deles, caso mencionem algo positivo. Também aconteceram coisas boas na vida de Charlotte, mas raramente vinham à tona; quando soube, foi apenas de passagem ou meses depois de terem acontecido.

Ao analisar os papéis que desempenhamos e os que atribuímos a outras pessoas, podemos vislumbrar perspectivas que andamos escondendo até de nós mesmos. Como os personagens fazem seu papel característico, podemos começar a ver como nossas ações estão ligadas ao papel que selecionamos. Para Charlotte, colocar-se como uma criança desamparada significava que ela não precisava assumir responsabilidade por nenhuma de suas escolhas e também a impedia de aprender a confiar em si mesma. Além disso, esses rótulos informam-lhe a história que você atribui aos outros e como eles se relacionam com você. Ver-me como a competente no relacionamento colocava um peso enorme em tudo o que eu dizia (afinal de contas, todo terapeuta erra algumas vezes!). A questão é: esteja atenta a como você se vê e como vê os outros. Isso pode revelar mais uma camada da *sua* história e da história dos seus relacionamentos.

Como você está moldando a história da sua vida, inclusive o papel do protagonista? Todos nós somos multifacetados. Mostramos diferentes lados de nós mesmos para diferentes pessoas e podemos sentir que desempenhamos papéis completamente diversos dependendo de onde estivermos: no trabalho, em um churrasco ou em uma reunião de família. Use este exercício para explorar suas versões e ver o que aparece que você não esperava.

Quais são os cinco papéis principais que você desempenha? Pense em você mesma em vários cenários: na sua comunidade, no trabalho, em casa, com os amigos ou com a família, e denomine o papel que você desempenha. Em seguida, escreva o que você gosta ao fazer esse papel, e o que nele nem sempre lhe cai bem.

Papel nº 1: _____

_____

_____

Papel nº 2: _____

_____

_____

Papel nº 3: _____

_____

_____

Papel nº 4: _____

_____

_____

Papel nº 5: _____

_____

_____

Agora vamos tomar outra perspectiva. Pense em um relacionamento em que você deseja reforçar a ligação. Talvez seja com seu irmão, com um amigo ou com seu filho adulto. Como você o "escalou" em sua mente nos momentos difíceis, ou mesmo no dia a dia? Que comportamento você associa ao papel que ele desempenha? Como você acha que isso criou uma estagnação na dinâmica do seu relacionamento? Você consegue pensar nas qualidades que ele tem? Ou em algumas interações que vocês tiveram que não se encaixem nesse papel que você lhe designou?

Nome: _____

Papel: _____

_____

_____

_____

_____

● Siga sua inveja

Nas semanas que se seguiram ao devastador diagnóstico de câncer de Julie, quando ela acreditou que estava prestes a morrer, houve um momento em que ela estava na fila do Trader Joe's e se viu hipnotizada pelos caixas. Eles pareciam muito senhores de si na maneira como interagiam com os clientes e entre eles, conversando sobre as coisas triviais diárias que, na verdade, são o que importa: comida, trânsito, tempo. Ela se pôs a pensar o quanto aquele trabalho era diferente do seu, que ela amava, mas que também vinha com uma pressão constante para produzir e publicar, para se posicionar e progredir! Com um futuro abreviado, ela se imaginou trabalhando onde poderia ver resultados tangíveis no momento: você empacota as compras, anima os clientes, guarda os produtos. No final do dia, você fez algo concreto e útil. Enquanto estava ali parada com o cesto na mão, percebeu que não estava apenas fantasiando, e sim sentindo *inveja* dos funcionários. Foi por isso que decidiu, se só tinha um ano para viver, candidatar-se para ser caixa nos finais de semana no Trader Joe's.

Julie fez exatamente isso. E mais: conseguiu o emprego, aceitou-o e por muitos meses preencheu sua vida com pequenas e grandes coisas.

Seus dias no supermercado ajudaram-na a se ligar igualmente aos clientes e aos colegas de trabalho (até ajudando um novo amigo entre os colegas a voltar para a escola) de uma maneira que nunca teria previsto se não tivesse *seguido sua inveja*. É algo que os terapeutas muitas vezes sugerem que seus pacientes façam: prestar atenção a sentimentos como inveja, porque mostram o que você quer. Outras pessoas podem funcionar como um quadro em branco, em que, inconscientemente, projetamos nossos próprios desejos. Em vez de sentir vergonha, por que não usar suas emoções para descobrir uma ligação maior consigo mesma?

Cite três pessoas que você inveja:

O que, especificamente, você inveja? O relacionamento delas com os cônjuges? Os filhos delas? A capacidade de ser sincera consigo mesma e com os outros? A carreira delas?

Agora dedique alguns minutos para mudar sua perspectiva de inveja para desejo. O que sua inveja lhe diz sobre um desejo que você tenha? Você passa de uma história de desânimo para uma de ação ao considerar seus desejos? Anote um passo concreto que poderia dar para se aproximar do seu desejo (abrir-se com seu companheiro, baixar um aplicativo de relacionamento, pesquisar os passos necessários para explorar aquela mudança de carreira etc.).

Agora que temos mais clareza do que nossas ligações revelam, espero que tenha descoberto algum *insight* adicional em alguns de seus relacionamentos. Como eles moldam a sua história, onde poderia estar a flexibilidade em como você os vê, e quais deles poderiam receber mais atenção. Mas como começar a reforçar os relacionamentos que têm mais significado para nós? Como podemos quebrar padrões que não estão funcionando? Isso parte de você.

Parece óbvio, mas você ficaria surpresa com quantas pessoas chegam à terapia infelizes nos seus relacionamentos, mas insistindo na ideia de que a outra pessoa é quem deve mudar. Elas querem saber o que precisam fazer para que o outro *se torne* um melhor ouvinte, menos egoísta ou mais companheiro. Na terapia de casais, com frequência, uma das pessoas acredita que eu sou a resposta para os problemas deles. Tudo o que ela precisa é de alguém neutro para validar que está certa e que a outra pessoa está errada, e tudo ficará bem.

Em vez disso, explico que todo relacionamento é como uma dança. O vaivém entre Charlotte e o Cara é um grande exemplo disso. Ele fazia seus passos de dança (aproximação/recuo), e Charlotte, os dela (aproximação/ser magoada): era assim que eles dançavam. Mas uma vez que Charlotte começou a mudar seus passos, eu sabia que aconteceria uma das duas coisas: ou o sujeito seria forçado a mudar seus passos, para não tropeçar e cair, ou ele simplesmente abandonaria o salão de dança e encontraria os pés de outra pessoa para pisar. No fim, Charlotte mudou seus passos, alterando seu horário de consulta, de modo a não encontrar com o Cara na sala de espera e continuar o tango insatisfatório dos dois.

A metáfora da dança revela-se verdadeira para todos os tipos de padrão em relacionamentos: desde os tóxicos, até os que são apenas chatos. O entendimento desse princípio pode ajudá-la a navegar por um padrão persistente de discussão, por exemplo, sobre quem leva o lixo da casa para fora, ou uma batalha de vida inteira com um irmão sobre uma herança. Você só consegue controlar as *suas* ações e reações, o que pode parecer libertador ou aterrorizante, dependendo do seu ponto de vista. Mas uma coisa é certa: suas ações e reações importam. Elas têm a capacidade de mudar o enredo da sua história. Você pode cultivar ligações mais saudáveis e mais intensas ao decidir se relacionar de um jeito diferente (ou não).

Pense em um padrão de relacionamento que você gostaria de mudar. Descreva-o:

Agora vem a parte divertida: concentre-se apenas no padrão que você pode controlar. Quais são os "passos de dança" que você, como parte da dupla, poderia mudar? Pense em três maneiras diferentes de alterar o padrão.

Quando acontece _____

eu posso _____

_____

_____

Quando acontece _____

eu posso _____

_____

_____

Quando acontece _____

eu posso _____

_____

_____

● Praticando vulnerabilidade

Não é fácil mudar nossos passos de dança. Depois que você se entregou ao tango, é difícil saber qual seria a sensação ou o jeito do lindy hop. E se não faz parte do seu repertório estar vulnerável, você pode ter medo de tentar esse passo de dança. Em geral, a abordagem conveniente a uma interação difícil é retrair-se, evitar ou ter uma reação ruim. Mas uma das rotinas de dança mais preciosa que podemos fazer é aprender a encarar essas conversas com as pessoas que amamos de uma maneira que nos deixe mais próximos.

Você se lembra do momento em que Rita me contatou para uma sessão de "emergência"? Depois de um dramático encontro com Myron no estacionamento da ACM, ela estava sem fôlego e desconcertada. Por quê? Porque Myron havia confessado o quanto ele sentira a sua falta, detalhando todas as coisas que ele adorava nela (sua criatividade, sua compaixão, seu cabelo ruivo) antes de beijá-la com paixão. Rita reagiu estapeando o rosto de Myron e saindo em disparada. A confissão dele deveria ter sido uma surpresa bem-vinda para Rita, considerando o quanto ela também sentira falta dele e o quanto ficara magoada quando ele começou a namorar outra mulher. Mas Rita não acreditou na vulnerabilidade de Myron, nem se sentiu à vontade sendo vulnerável com ele (nem com ninguém). Um dos mais verdadeiros atos de coragem é se sentar frente a frente, no mesmo espaço, com alguém que tenha muita importância para você e dizer: "É assim que eu sou. Aqui está a verdade nua e crua. É assim que me sinto em relação a você". É igualmente difícil escutar alguém dizer a verdade sobre si mesmo, ou como se sente em relação a *você*, tal qual Myron estava fazendo. Alguém revelar seus sentimentos mais íntimos é uma coragem, independentemente de como você veja a situação.

Isso não se aplica apenas a relacionamentos românticos. A vulnerabilidade em qualquer circunstância é tanto um desafio quanto uma dádiva. A abertura emocional é necessária para relações fortes e duradouras, mas na nossa cultura é algo que nos traz mensagens contraditórias. No livro, Rita não era a única que tinha dificuldades. Lembre-se de que, para John, a experiência de ficar vulnerável parecia patética e vergonhosa, uma mensagem que remetia a algo ocorrido muito tempo antes, quando ele tinha 6 anos e sentiu que precisava "ser forte" após a morte da mãe

Quando se trata de ser vulnerável, sempre digo para as pessoas escolherem bem sua plateia. Com frequência, elas têm medo de compartilhar com os outros as parcelas mais sensíveis de si mesmas por terem tido uma má experiência no passado. Talvez alguém tenha traído sua confiança, caçoado delas, tentado demovê-las dos seus sentimentos, ou usado a informação contra elas. Então vamos começar escolhendo sua plateia e depois passar a refletir sobre o que você vem guardando internamente.

Comece pensando em pessoas "confiáveis" na sua vida. Em quem é que você confia de todo coração? (Se não conseguir pensar em alguém agora, lembre-se daquela parte do trabalho que andamos fazendo de que cultivar relacionamentos saudáveis é povoar a sua história com personagens que a alimentem.)

_____ é um bom membro para a plateia porque
_____

_____ é um bom membro para a plateia porque
_____

_____ é um bom membro para a plateia porque
_____

_____ é um bom membro para a plateia porque
_____

Cite algumas conversas que você tem medo de ter.

_____
_____
_____
_____
_____
_____
_____

Por que você sente medo? O que você acha que vai acontecer?

O que você tem a ganhar evitando essa conversa? O que tem a perder?

O que a deixará vulnerável ao ter essa conversa? Você terá que expressar medo, amor, desejo ou vergonha?

Se a pessoa com quem você estiver conversando vir a verdade de quem você é, o que você acha que vai acontecer? Como o fato de ter essa experiência enriquece o relacionamento?

Escute

Quando eu estava estudando para ser terapeuta, um dos meus supervisores clínicos disse: "Vocês têm dois ouvidos e uma boca; existe um motivo para essa proporção". Para estar presente em qualquer conversa, temos que ter a capacidade de escutar, o que significa não apenas ouvir o que a outra pessoa diz, mas *entender* a partir da perspectiva dela, ainda que a sua seja diferente. Todos nós desejamos muito sermos compreendidos, no entanto, às vezes, em especial quando a comunicação já está tensa, fazemos força para *realmente escutar*. Todo mundo sabe como é estar dentro da própria cabeça durante uma conversa. Antes que a outra pessoa tenha terminado a frase, você já tem a resposta pronta. Mas, se você estiver falando, não está escutando, e sinto informar que aqui um diálogo interno conta.

Quando estamos no lado do receptor, podemos sentir isso. Sabemos, intuitivamente, quando a pessoa não está absorvendo o que estamos dizendo. Em geral, isso se deve menos a uma confusão ou a sinais cruzados, e mais a uma postura interna. Se você estiver de fato escutando, significa que está aberta a compreender a pessoa sentada à sua frente. No entanto, com frequência, estamos tão envolvidos em nossas próprias histórias que não conseguimos assimilar a perspectiva do outro.

Uma vez, eu estava trabalhando com um casal que estava tendo problemas em se conectar, então vieram à terapia de casal. Um dia, a mulher disse ao parceiro: "Sabe quais são as três palavras que eu mais queria ouvir?". Ele respondeu: "Eu te amo?". "Não", ela disse, "as três palavras são *eu te entendo.*" Fazer um esforço para compreender a pessoa que é importante para você é um profundo ato de amor, e começa com o *desejo* de entender e de ser flexível com sua própria história. Entender alguém significa largar mão de suas deduções e de seu autointeresse, sua vontade de ser útil de certa maneira ou de estar certo. Significa estar disposto a ser surpreendido, ou desapontado, e confiar que, independentemente do que a outra pessoa queira que você entenda, seu relacionamento precisa deixar *aquela* verdade entrar na sala.

Até nos momentos em que não existe conflito ou dificuldade interpessoal, especialmente nesses momentos, escutar é uma ferramenta poderosa de contato se você fizer isso bem. Quando alguém que tem importância para nós chega querendo conversar sobre alguma coisa, é raro perguntarmos: "Como posso ser útil? Você só está querendo desabafar? Quer um abraço? Quer minha opinião sincera? Quer que eu te ajude a resolver o problema? O que poderia tornar esse momento mais fácil de lidar?". Como ouvintes, deduzimos que a maneira como *nós* gostaríamos de ser ajudados naquele momento é como a outra pessoa quer ser ajudada. E com muita frequência não estamos de fato ajudando-a, o que significa que não estamos de fato escutando-a, porque estamos lhe dando algo que *nós* queremos em vez do que *ela* quer.

A vivência de Julie com o câncer é um grande exemplo disso. A todo lugar que ela ia, as pessoas reagiam à notícia pisando em ovos à sua volta ou deixando escapar alguma coisa só para preencher o silêncio e reduzir seu próprio constrangimento. Em vez de querer saber do que ela precisava, elas agiam de uma maneira que as deixava se sentindo melhor. O resultado foi que Julie não se sentia ouvida, nem compreendida. Ela não sentia que a pessoa com quem conversava estava realmente ali com ela. Se procurava uma conexão, acabou se sentindo mais sozinha.

Agora, imagine que na próxima vez que alguém tentar compartilhar sua verdade e ficar próxima de você, você *consiga* se levar a perguntar como poderá ajudar. E, da mesma forma, imagine alguém que você ama fazendo-lhe aquelas perguntas quando você estiver dividindo sua história. Que diferença faria se sentir compreendida e cuidada daquele modo? Podemos fazer isso para as pessoas em nossa vida e, ao fazê-lo, sentirmo-nos mais conectados uns com os outros. Eu também acrescentaria um elemento àquela proporção: dois ouvidos, uma boca e um coração aberto.

Quem é o melhor ouvinte que você conhece? O que essa pessoa tem que a faz se sentir ouvida e compreendida? A maneira como a observa enquanto você fala? O tom de voz? As perguntas que faz? As questões complementares? A forma de lhe fazer companhia em seu desconforto?

Quando foi a última vez que você se sentiu realmente escutada e compreendida? Qual foi o assunto? Qual era o ambiente? Quais foram as sugestões ou as reações que você recebeu que a deixaram à vontade ao se expressar?

Você se considera uma boa ouvinte? Por que sim ou por que não? Quais são as duas coisas concretas que você pode fazer para escutar de verdade na próxima vez?

COMPAIXÃO IDIOTA *VERSUS* COMPAIXÃO SÁBIA

Com frequência, os leitores de *Talvez você deva conversar com alguém* me contam o quanto foi importante descobrir a diferença entre compaixão idiota e compaixão sábia. Como lembrete, a *compaixão idiota* é o que os amigos bem intencionados fazem algumas vezes. Eles acreditam que estão sendo solidários e não querem balançar o barco, mesmo que o barco precise ser balançado. Em geral, as pessoas nos dizem o que acham que queremos ouvir, mas esse tipo de compaixão pode ser mais prejudicial do que a honestidade. Digamos que você não tenha conseguido uma promoção no trabalho. Os amigos poderiam tentar poupar seus sentimentos dizendo: "Eles não estão reconhecendo o seu talento!", em vez de realmente pensar nas causas subjacentes mais profundas de isso estar acontecendo com você. É como dizem por aqui: "Se acontece uma briga em todos os bares a que você vai, talvez a causa seja você". Mas na compaixão idiota temos medo de destacar o padrão do nosso amigo, então nos resguardamos e dizemos: "É, aquela outra pessoa é terrível!" ou "Você está certo; eles estão errados!".

Elas usam a compaixão idiota com adolescentes, cônjuges, adictos e até consigo mesmas. Compare isso com o que os budistas chamam de *compaixão sábia*, que significa importar-se com o outro, mas também lhe dar um puxão de orelha gentil quando necessário. Os terapeutas usam a compaixão sábia erguendo um espelho límpido, não empoeirado, e dizendo: "Vou ajudar você a olhar para si mesma de uma maneira que talvez não tenha se disposto a, ou sido capaz de, ver. Acho que vai gostar do que vai ver, porque vai servir como suporte para navegar pelo mundo de uma maneira muito mais suave". Com a compaixão sábia, você terá que fazer algumas mudanças. É comum que, quando as pessoas venham à terapia, queiram que outra pessoa, ou outra coisa, mude. É então que lembro a elas: como protagonista da sua história, cabe a você fazer essas alterações.

Quando foi a última vez que alguém lhe ofereceu uma compaixão idiota?

Se estiver tendo dificuldade em recordar uma época em que isso aconteceu, no geral é fácil detectar exemplos de compaixão idiota em momentos difíceis da sua vida. Se alguma vez você rompeu com alguém que era terrível com você – essa é uma experiência bem universal –, é fácil olhar para trás e pensar "Por que ninguém me disse que eu estava sendo feita de boba?" ou talvez "Por que ninguém me disse que às vezes ajo de uma maneira que pode ser controladora e é por isso que as pessoas me abandonam, e não por eu ser detestável?".

Com isso em mente, relembre uma situação em que um amigo, um familiar ou um parceiro amoroso ofereceu-lhe alguma compaixão idiota. O que você acha que eles realmente queriam lhe dizer?

Por que você acha que eles sentiam que não podiam ser sinceros? Como você acha que eles imaginavam a sua reação?

Que compaixão sábia você gostaria que eles tivessem oferecido? (Lembre-se: existe um motivo para a palavra *compaixão* fazer parte da frase. Imagine esse sentimento como um ato de generosidade.)

📷 Quarto instantâneo

Para nosso quarto instantâneo, no espírito da conexão, vamos acrescentar mais um personagem à história. Esteja com alguém que lhe é importante. Talvez um amigo próximo, seus pais ou um parceiro amoroso, enquanto leva o cachorro para caminhar depois do jantar. Tire um instantâneo de seu estado interior nesse momento. O que lhe parece? Qual é a sua sensação física de estar com essa pessoa? Você está reprimindo alguma coisa? Sente-se segura, vulnerável ou os dois? O que você gostaria de dizer, mas não pode? O que você quer que ela veja que não tem certeza de que ela vê? Você consegue enxergá-la sob uma nova perspectiva?

● Quarta reflexão

No próximo capítulo, vamos deixar de escavar histórias e padrões, e olhar para as grandes questões que moldam nossos valores, nossos sonhos para o futuro e as escolhas que fazemos no presente. Antes de seguirmos, use o espaço a seguir para registrar quaisquer revelações ou insights que tenha descoberto enquanto fazia a tomada de perspectiva. Você encontrou um novo ponto de vista em uma velha história? Alguma de suas constatações jogou luz em desafios interpessoais da sua vida? O que você aprendeu sobre os papéis que designa para si e para outras pessoas? Que ligações espera reforçar seguindo adiante?

Os medos mais profundos, as maiores esperanças

As preocupações supremas

5

"Estou começando a perceber que a incerteza não significa perda de esperança; significa que há possibilidade. *Não sei o que acontecerá a seguir; como isso é* potencialmente *excitante!*"

———

Talvez você deva conversar com alguém

No capítulo anterior, vimos a importância da tomada de perspectiva das outras pessoas em nossa vida. Vamos tirar mais uma camada e considerar o ponto de vista que conseguimos, encarando o que o acadêmico e psiquiatra Irvin Yalom chama de as quatro "preocupações supremas": morte, isolamento, liberdade e falta de sentido. É possível que o principal fator de como nossas histórias se desenvolvem seja a maneira como lidamos com essas realidades fundamentais.

A essa altura do nosso trabalho, espero que você esteja encontrando clareza em sua história, reunindo *insights* arduamente conquistados e identificando onde você pode mudar a trama ou a perspectiva. Certa vez, um mentor observou que na terapia, com frequência, a mudança acontece aos poucos e depois de repente, e descobri que abordar e explorar as preocupações supremas pode levar a importantes reviravoltas no percurso de uma pessoa, da dúvida à possibilidade, da alienação ao vínculo. Essas preocupações são o coração pulsante do motivo de fazermos o que fazemos.

Rita, a título de exemplo, procurou-me por estar profundamente deprimida. Investigamos por que ela se sentia assim e procuramos possibilidades que ela pudesse criar para estabelecer e cultivar conexões com outras pessoas. No início, ela resistiu e não conseguimos abordar por completo a história que moldava suas circunstâncias, até olharmos para a preocupação suprema que a impelia: uma sensação de falta de sentido. Conforme se aproximava do aniversário de 70 anos, Rita expressava arrependimento pelo que acreditava terem sido "más escolhas" e uma vida mal vivida. Para que tinha servido tudo aquilo?

Qual era o saldo da sua vida? Até lidar com as maiores preocupações subjacentes a seu sofrimento, ela nunca tinha conseguido mudar a história que a estava retendo.

O mesmo acontece com todos nós. Yalom frequentemente fala sobre a terapia como uma experiência existencial de autoentendimento, motivo pelo qual os terapeutas adaptam o tratamento ao indivíduo, e não ao problema. Dois pacientes podem ter o mesmo impasse – por exemplo, dificuldade para ser vulnerável em relacionamentos, o que acontecia com John e Charlotte –, mas a postura que terei com cada um deles não será a mesma. O processo é altamente particular, porque não existe uma maneira única de ajudar as pessoas naquilo que são, em seu nível mais profundo, medos existenciais. Neste capítulo, você identificará como as preocupações supremas moldam seus medos e escolhas individuais.

VOCÊ NÃO TERÁ DE VOLTA O DIA DE HOJE

Constantemente, o espectro da morte molda nossas decisões, nossas ligações com os outros e nossa sensação de paz interior, mesmo que esteja operando abaixo do nível da nossa consciência. A morte é um medo instintivo que, em geral, reprimimos, mas que tende a aumentar conforme envelhecemos. O que tememos não é exatamente o morrer em seu sentido literal, mas a perda de nossa própria identidade, de nosso eu mais jovem e mais vibrante. Às vezes, isso leva à autossabotagem. Às vezes, recusamo-nos a crescer. Mas como Yalom sugere, na verdade, nossa consciência da morte ajuda-nos a viver mais plenamente e com menos (e não mais) ansiedade.

Quando Julie me perguntou, pela primeira vez, se eu seria a terapeuta que a acompanharia naquilo que, ela acabara de saber, seria um caminho para sua morte iminente, senti-me hesitar por dentro. Não apenas por minha inexperiência em trabalhar com uma jovem paciente com câncer, a quem restava tempo de vida. O que me fez hesitar, percebi mais tarde, foi que seria forçada a me confrontar com minha própria mortalidade, algo que não estava pronta para fazer. Como muitas pessoas, eu era uma "negacionista da morte". Sabia que a vida tinha uma taxa de mortalidade de cem por cento, mas não pensava nessa estatística em termos da minha própria morte – ou vida. Mas, ao vivenciar essa experiência com Julie, aprendi o quanto é importante viver minha vida com intenção, mesmo perante a incerteza. Não sabemos o que o futuro contém, então temos de focar em viver *agora*.

Pode parecer um paradoxo, mas depois de receber um diagnóstico terminal, Julie começou a ampliar sua ideia sobre como a vida poderia ser. Vinha até mim e perguntava se seria muita loucura responder a um anúncio para ser cantora numa banda local, ir a um programa de jogos na TV ou se inscrever para um retiro budista o qual exigia que os participantes passassem uma semana inteira em silêncio. Trazer esse senso de vitalidade à sua vida permitiu-lhe lidar com o pesar simultâneo que essa consciência da morte traria. Para Julie, compartimentar ou suprimir o final inevitável de sua história sempre iria sequestrar o enredo. Foi só depois de ter se conscientizado disso, como diz Yalom, que ela conseguiu integrar sua mortalidade à sua vida de uma maneira que lhe deixou florescer e aproveitar ao máximo os últimos dias.

Não precisamos de um diagnóstico assustador para refletir sobre como nosso tempo aqui é limitado, mas confrontar nossa mortalidade exige de fato coragem e honestidade. Além de ser incrivelmente libertador. Os exercícios a seguir têm a intenção de ajudá-la a se conscientizar da preocupação essencial da morte, de modo a poder ver que possibilidades afloram quando você consegue viver lado a lado com esse conhecimento.

● Escreva seu próprio obituário

É possível que você se lembre que Julie eu passamos parte de suas últimas semanas conversando sobre o que ela queria que seu obituário dissesse. No fim, ele se limitou a uma frase: "Por cada dia dos seus 35 anos, Julie Callahan Blue foi amada". Mas antes disso, ela pensou muito sobre o que em sua vida tinha maior significado, pelo que ela gostaria de ser lembrada, e que pessoas queridas ela queria incluir na sua história. Talvez você também termine com uma frase curta, como Julie, mas convido-a a passar pelo processo de escrever algo um pouco mais aprofundado. Pense nesse exercício como outra maneira de contar a sua história. Se você tivesse que escrever seu próprio obituário, o que gostaria de dizer? Existe uma lacuna entre o que você gostaria que ele dissesse e a maneira como está levando a sua vida agora? Se sim, que mudanças pequenas, ou revisões, você pode fazer hoje (e não adiar para amanhã)?

Nas últimas semanas de Julie, conversamos sobre como ela queria se despedir de sua família e de seus amigos. "O que quer deixar com eles?", "O que quer que eles deixem com você?" Fiz esses questionamentos a Julie, mas essas também são perguntas que deveríamos fazer a nós mesmos, o tempo todo, porque a verdade é que a maioria de nós não faz ideia de como ou quando morrerá. Não se trata, necessariamente, de conversas no leito de morte; em sua maioria, elas não passam de fantasias. Naqueles últimos dias ou horas, as pessoas podem procurar paz e clareza, compreensão e cura, mas os próprios leitos de morte não costumam ser assim. Por isso é especialmente importante sermos quem queremos ser agora, nos tornarmos mais abertos e expansivos enquanto podemos. Muita coisa vai ficar pendente se esperarmos demais.

Lembro-me de um paciente que, após anos de indecisão, finalmente procurou seu pai biológico, o qual andara buscando estabelecer um relacionamento, e acabou devastado ao saber que ele estava inconsciente, em coma, e morreria dentro de uma semana. Também colocamos uma pressão indevida nesses últimos momentos, permitindo que eles prevaleçam sobre o que quer que tenha acontecido antes. Tive outro paciente cuja esposa teve uma síncope e morreu em meio a uma conversa em que ele estava na defensiva quanto a não assumir sua parte na roupa por lavar. "Ela morreu furiosa comigo, me achando um cretino", ele disse. Na verdade, eles haviam tido um casamento forte e se amado profundamente, mas essa específica discussão ficou estabelecida como as últimas palavras que trocaram e assumiu um significado que, caso contrário, não teria tido.

Pense nas pessoas mais próximas. Se soubesse que você (ou alguma delas) morreria amanhã, o que diria *hoje*? O que gostaria de deixar com elas? O que gostaria que elas deixassem com você? Qual seria seu maior desejo para aqueles que lhe são importantes se eles tivessem que viver sem você?

Olhando para hoje

Um aspecto que nos distrai de viver atentos a nossa própria mortalidade é a absoluta velocidade com que nos movemos pela vida. Temos dificuldade para ir mais devagar ou estar presentes porque temos o olhar no horizonte, no momento futuro em que achamos que nossa "verdadeira" vida começará. Depois que terminarmos a faculdade, conseguirmos aquela promoção, nos aposentarmos ou mudarmos de cidade. É então que poderemos começar a viver. Mas quanto mais rápido você se move, menos você vê, até perceber que sua vida não se tornou nada além de um borrão. Um dia, durante minha formação clínica, estava na sala de descanso com alguns colegas estagiários, e recomeçamos a contar o número de horas exigido e calcular a idade que teríamos quando, finalmente, recebêssemos o certificado. Quanto mais alto o número, pior nos sentíamos. Uma supervisora na faixa dos 60 anos passou por lá e entreouviu a conversa.

"Vocês terão 30, 40 ou 50 de qualquer maneira, tenham ou não completado as suas horas", ela disse. "Que importância tem a idade que vocês terão quando isso acontecer? Seja como for, não terão de volta o dia de hoje."

Todos nós ficamos quietos. *Não terão de volta o dia de hoje.*

Que ideia arrepiante. Sabíamos que nossa supervisora estava tentando nos dizer algo importante, mas não tínhamos tempo para pensar nisso.

Mais tarde, quando fazia terapia com Wendell, lembrei-me desse momento, porque acabou sendo um tema significativo na minha história.

Se você estiver se precipitando para o futuro, provavelmente está perdendo algo no presente. Então, vamos fazer uma pausa para examinar o seu *agora*.

Em que partes da sua vida você se sente acelerada? Com os filhos, com a carreira, nos relacionamentos, na busca de um objetivo específico?

Em direção a qual linha de chegada você está correndo?

No que o dia de hoje pareceria diferente se reconhecesse que não iria tê-lo de volta? Você está satisfeita em como está passando o seu tempo? O que você deixaria de gostar caso tivesse que fazer às pressas? O que preferiria estar fazendo? Do que você pode abrir mão? O que você quer priorizar e tem a intenção de dar mais espaço a isso?

Lista de desejos antes de morrer

É muito comum as pessoas pensarem em sua lista de desejos quando morre alguém próximo. Foi o que aconteceu com Candy Chang, uma artista que, em 2009, criou um espaço num muro público de Nova Orleans com o tópico *Antes de morrer, eu...* Em poucos dias, o muro estava completamente preenchido. Foram escritas coisas como: "Antes de morrer, quero colocar um pé de cada lada da Linha Internacional de Data*"; "Antes de morrer, quero cantar para milhões

---

* A Linha Internacional de Data é o antimeridiano de Greenwich, uma linha imaginária que separa o extremo oeste do planeta do extremo leste, provocando uma grande diferença de horário entre regiões muito próximas, embora pareçam distantes no mapa-múndi. Ao cruzá-la, há uma mudança obrigatória de data, para mais ou para menos. (N. T.)

de pessoas"; "Antes de morrer, quero ser totalmente eu mesmo". Logo, a ideia se multiplicou em mais de mil muros parecidos por todo o mundo. "Antes de morrer, gostaria de ter um bom relacionamento com a minha irmã." "Ser um ótimo pai." "Pular de paraquedas." "Fazer diferença na vida de uma pessoa."

Achamos que fazemos listas de desejos para afastar arrependimentos, mas na verdade elas nos ajudam a distanciar a morte. Afinal de contas, quanto mais longas forem nossas listas, mais tempo imaginamos ter para realizar tudo que há nelas. No entanto, reduzi-las cria um pequeno entalhe em nosso sistema de negação, forçando-nos a reconhecer uma séria verdade: não temos um tempo ilimitado para viver. Assim, para esse exercício, sua lista deverá ser composta por apenas três desejos.

Antes de morrer, eu gostaria de...

1 _____

2 _____

3 _____

Como você se sentiu ao reduzir a lista de desejos à sua essência? Motivada? Em pânico? O que essas três coisas lhe dizem sobre como você está levando a sua vida *hoje*?

_____
_____
_____
_____
_____
_____
_____

Agora, tente uma lista de desejos ao contrário. Se você reconhecesse o tempo de vida limitado que todos nós temos para viver, quais são as três coisas principais que você jamais faria de novo ou gostaria de parar completamente de fazer?

1 _____

2 _____

3 _____

Refletindo sobre as questões anteriores, como essas respostas poderiam ser um catalisador para mudar a sua vida, mesmo de maneira aparentemente pequena (mas significativa)?

_____

_____

_____

_____

_____

_____

A CAPACIDADE DE ESTAR CONSIGO MESMA

A segunda preocupação suprema é o medo de isolamento. Existe um motivo para que o confinamento numa solitária enlouqueça literalmente os prisioneiros. Eles têm alucinações, ataques de pânico, comportamento obsessivo, paranoia, desespero, dificuldade de concentração e ideias suicidas. Quando soltos, com frequência, eles sofrem de atrofia social, o que os incapacita para interagir com os outros. Muitas vezes me pergunto se não é simplesmente uma versão mais intensa do que acontece com nossa crescente solidão, criada por nosso estilo de vida acelerado.

Foi apenas no século passado que as culturas (na maioria ocidentais) afastaram-se de situações de vida comunitária e intergeracional que definiram nossa espécie por milhões de anos. Costumávamos estar sempre cercados por pessoas. Agora, milhões de indivíduos moram sozinhos ou em pequenas famílias nucleares. Nossa privacidade e nossa liberdade individual beneficiaram-se dessas novas disposições, mas e nosso sentido de vínculo? Nem tanto. Embora tenhamos a possibilidade de nos conectar com pessoas on-line e façamos isso, a internet pode tanto ser um bálsamo quanto uma adicção. Navegar pode ser uma maneira de bloquear sofrimento e, ao mesmo tempo, criá-lo. Quando passa o efeito da cyberdroga, você se sente pior, não melhor. E conforme a solidão aumenta, nosso medo de isolamento se intensifica, moldando nossas histórias de maneiras que não imaginávamos.

Muitos de nós tiveram a experiência de se sentir só na companhia de outras pessoas. Às vezes nos sentimos desconectados de quem amamos, por exemplo, de um(a) parceiro(a) que pareça distante; e às vezes criamos nosso próprio isolamento como medida de proteção. Rita, Charlotte e John fizeram isso de diversas maneiras. John sentia-se desconectado da pessoa que mais amava, Margô, por causa do luto. Após a morte do filho, sua sensação de isolamento cresceu, uma vez que ele e a esposa lidaram com a dor da perda de modos diferentes. Margô queria compartilhar seu sofrimento, conversar sobre Gabe e processar isso com o marido, mas John sentia necessidade de ser forte para sua família, temendo o que aconteceria se compartilhasse seus sentimentos. Conforme o casal foi se afastando, a sensação de isolamento de John cresceu, e surgiram novos enredos, moldando sua história de forma significativa.

Estar apartado dos outros, sentir-se só com a sua dor, seus desafios ou suas circunstâncias, pode ser um tema recorrente em sua narrativa, ao qual você fica voltando por uma sensação de familiaridade e até de conforto. Se o isolamento e a solidão forem temas que repercutiram em você ao longo do manual, aqui está uma oportunidade para examinar isso com mais atenção.

● Um dia na vida

Num dia típico, temos muitas oportunidades para fazer conexões, mas com frequência não vemos o mundo desse jeito. Então, vamos pegar o lápis de editor. Usando o que aprendeu sobre padrões e tendências, o que pode fazer para tentar uma ligação? Quem você pode procurar? Que riscos pode correr? Em vez de listar hipóteses vagas, escreva essas cenas com o máximo de detalhes possível. Talvez seja algo como: *Na segunda-feira de manhã, em vez de abaixar os olhos quando alguém na fila do café sorrir para mim, vou sorrir de volta e dizer "oi".* Ou talvez seja: *Hoje à noite, no jantar, vamos desligar a TV para que possamos conversar em família.* Poderia ser: *Em vez de comer à minha mesa, vou convidar um colega de trabalho para almoçar comigo ou dar uma volta no quarteirão, para que possamos ficar um pouco ao ar livre.* Ou: *Vou dar uma olhada em clubes de leitura noturnos, ou aulas de ginástica, ou hobbies que eu possa fazer, em que seria possível conhecer pessoas com ideias parecidas.*

Para ajudar a detalhar essas possibilidades, segmentei as coisas em períodos do dia. Onde estão as oportunidades de ver os outros e ser vista, de se relacionar com quem você ama e de se atentar às pessoas com as quais você poderia ter uma conexão se prestasse mais atenção a esse aspecto da sua vida?

Manhã: _____

_____

_____

_____

_____

Meio-dia: _____

_____

_____

_____

_____

Tarde: _____

_____

_____

_____

Noite: _____

_____

_____

_____

● Evitar *versus* aproximar

Tanto John quanto Rita tinham a mesma tendência a evitar intimidade, ou vínculo, como um mecanismo de proteção. A maneira de eles lidarem com o medo de isolamento era estar no controle; para muitas pessoas, é melhor estar no comando do que serem deixadas para trás. Mas outras lidam com seu medo de isolamento indo à caça de uma relação, como Charlotte. Ela queria desesperadamente uma proximidade com outras pessoas, mas, por causa de sua experiência com cuidadores não confiáveis, escolhia relacionamentos que repetiam um padrão familiar. Estava próxima de uma relação, mas por ângulos errados. Em poucas palavras, todos nós lidamos com esse medo de modos diferentes. Alguns afastam as pessoas, enquanto outros se agarram demais, mas tudo deriva do mesmo medo arraigado de estar só no mundo.

Quando você se sente isolada ou sozinha, o que você faz?

Quando me sinto sozinha, minha tendência é:

Como invisto na relação com as pessoas?

Como evito me relacionar com elas?

O que posso fazer para criar relações de maneira mais satisfatória e significativa?

EXPLORANDO A SUA HOLANDA

A terceira preocupação suprema é a liberdade e todas as dificuldades existenciais que ela nos apresenta. É possível que você se lembre que a amiga de Julie, Dara, enviou a ela um ensaio muito conhecido chamado "Bem-vindo à Holanda". Escrito por Emily Perl Kingsley, mãe de uma criança com síndrome de Down, conta a experiência de ter suas expectativas de vida viradas de cabeça para baixo. A analogia central trata de uma sonhada viagem para a Itália, mas, quando o voo aterrissa, você se vê na Holanda. Todos os seus planos e sonhos, a esperança de andar de gôndola e ver o Coliseu, são frustrados. Tem a ver com enfrentar os obstáculos internos à liberdade, sentir-se impotente e encurralada.

Mas, Kingsley continua, se você se permitir ser aprisionada a uma visão do futuro, ou seja, a como as coisas *deveriam* ser, deixará escapar todas as belezas sobre estar no lugar em que realmente está. Na Holanda, Dara encontrou amigos que entenderam sua situação familiar. Arrumou maneiras de se relacionar com o filho, de se divertir com ele e amá-lo por quem ele era, e não focar em quem ele não era. Por sua vez, Dara convidou Julie a fazer o mesmo, a olhar para as tulipas e os Rembrandts.

Mudar nossa relação com o passado é um clássico da terapia, mas falamos muito menos sobre como nossa relação com o futuro também embasa o presente. A noção de futuro pode ser um obstáculo tão poderoso para uma mudança quanto a do passado. Tendemos a pensar que o futuro acontece depois, mas ele está sendo criado em nossa mente todos os dias. Quando o presente desmorona, o mesmo acontece com o futuro que associamos a ele. E ter o futuro usurpado é a mãe de todas as reviravoltas na história. Mas, se passarmos o presente tentando consertar o passado ou controlar o futuro, ficaremos empacados no lugar, eternamente arrependidos.

A maioria de nós já teve a experiência de ser surpreendido pela vida, de se sentir retido em um lugar que nunca tivera a intenção de visitar. Mas, na verdade, temos uma tremenda liberdade para também rever essas histórias. Então, vamos fazer uma tentativa.

Qual é a sua Itália (o lugar onde você gostaria de estar)?

Qual é a sua Holanda (o lugar onde você se sente presa)?

Reserve um momento para ser uma turista em sua versão da Holanda, observando as tulipas e os Rembrandts. O que mais a anima ao explorar o lugar? Que possibilidades você vê no horizonte? Pelo que você acabaria curiosa, mesmo que estivesse lá por um tempo? Pense: *Como posso me libertar do enredo rígido a que me aprisionei?*

Colocamos muitos obstáculos no caminho, que podem limitar nossa liberdade emocional. Todos os tipos de expectativa podem restringir flexibilidades em nossas histórias, como a relacionada a nossa aparência, a nossa atitude e à necessidade de estar no mundo segundo a definição de outros ou de nós mesmos. John acreditava que "estar a postos" para sua família depois da morte de Gabe significava ser forte e não desmoronar. Charlotte acreditava que, antes que ela pudesse mudar, seus pais é que tinham de fazê-lo. Em ambos os casos, essas expectativas e crenças, não sendo analisadas, deixaram os dois travados.

Neste exercício, quero que você pense nas expectativas que limitam sua liberdade.

Exemplo:

Porque *sou uma pessoa responsável*, não posso *largar o meu emprego*.
Porque *não sou de correr riscos*, não posso *me mudar para uma nova cidade*.

Porque _____,

não posso _____

Porque _____,

não posso _____

Porque _____,

não posso _____

Porque _____,

não posso _____

Porque _____,

não posso _____

Porque _____,

não posso _____

Agora, vamos dar um passo a mais e fazer a versão sem restrições. Em vez de "porque", comece com a possibilidade de "se".

Exemplo:
Se *me mudar para a cidade onde adoraria morar*, poderei *conhecer pessoas que pensem como eu*.
Se *largar meu emprego*, poderei *arrumar um trabalho que eu ame de verdade*.

Se _____,

poderei _____

Se _____,

poderei _____

Se _____,

poderei _____

Se _____,

poderei _____

Se _____,

poderei _____

Se _____,

poderei _____

Embora tenhamos a tendência a fazer associações positivas com o conceito de liberdade, o outro lado é que a maioria de nós, em graus variados, também teme o que a acompanha: a necessidade de sermos responsáveis por nossas escolhas. Lembre-se do desenho animado clássico que Wendell mencionou, em que o prisioneiro está balançando as grades, tentando desesperadamente escapar. Mas à sua direita e à esquerda, a cela está aberta, não há grades! Às vezes, sabemos que somos livres para viver a nossa vida, mas mesmo assim não contornamos as grades, porque com a liberdade vem um senso de responsabilidade que nos assusta. *Se passar a ser responsável pela minha própria vida, não poderei culpar ninguém pelas minhas decisões, pelo meu comportamento e pelo meu caminho. Fica tudo por minha conta.* No espaço a seguir, acesse sua parcela que tem medo da liberdade e dê voz a esses receios. O objetivo é simplesmente reconhecê-los, porque, quanto mais você os expuser, menos significado eles terão. Voltaremos a esse conceito no último capítulo.

_____

_____

O SIGNIFICADO DA FALTA DE SENTIDO

No primeiro capítulo deste manual, falamos sobre como Rita, aos 69 anos, estava em meio a uma fase de desenvolvimento social denominado por Erik Erikson como "integridade e desesperança". O desespero que Rita estava sentindo ao olhar para trás em sua vida tinha tudo a ver com a quarta preocupação suprema: a falta de sentido. Sua angústia e medo de ter vivido uma vida sem sentido ficaram mais e mais urgentes à medida que o calendário avançava para seu 70º aniversário e, em última análise, para sua morte. Quando ela me procurou, as coisas pareciam bem sombrias. Ali estava ela, uma idosa, profundamente sozinha, sem propósito e cheia de arrependimentos. Pelo seu relato, ela nunca tinha sido realmente amada por ninguém. Filha única de pais mais velhos e distantes, havia "feito tudo errado" com os próprios filhos, a tal ponto que nenhum deles a procurava, e ela não tinha amigos, parentes, nem vida social. Seu pai tinha morrido havia décadas, e a mãe partira aos 90 anos, depois de anos sofrendo de Alzheimer. Àquela altura, Rita honestamente se perguntava qual era o sentido de viver. Alguma coisa poderia realmente mudar? Seria tarde demais para criar a vida relevante que a havia iludido todos aqueles anos?

Como você sabe pelo livro, não era tarde demais para Rita mudar sua história e encontrar significado nas décadas mais avançadas da sua vida. Embora não pudesse alterar o passado, Rita poderia criar um sentido *a partir* dele, ao encontrar uma maneira de transformar as coisas dali para frente.

Usando o arrependimento para se fundamentar

A maioria das pessoas já se sentiu arrependimento na vida. Talvez você tenha poucos arrependimentos; talvez tenha um armário cheio deles. De qualquer modo, o primeiro passo para confrontar a preocupação suprema da falta de sentido e encontrar seu caminho para um propósito é usar esses arrependimentos como um guia. Lembre-se de que eles podem ter duas vertentes: ou o prendem no passado, ou servem como um impulso de mudança.

Quando você olha para o seu passado, quais são os arrependimentos a que você volta?

Como você acha que esses arrependimentos moldam sua história atual? Eles a deixaram relutante para tomar decisões? Com medo de se ligar a pessoas? Incapaz de se perdoar ou de ver suas qualidades?

Mudando sua perspectiva, como as coisas das quais você se arrepende poderiam lhe dar um senso de propósito agora? Existe algo que tenha aflorado nos dois primeiros tópicos que traga ideias para o arrependimento ser um catalisador de mudança?

● Ah, oi, família

Há um motivo para Rita ter gastado um bom dinheiro para aumentar o olho mágico na sua porta de entrada: a realização de um desejo. Bem do outro lado do hall estava tudo que ela queria em sua vida: amor, cuidado, alegria, realização. Para Rita, a "Oi, família" era a personificação de uma vida com sentido que ela jamais viveria. O exemplo deles colocou em destaque seus próprios arrependimentos. Quando começou a observá-los, ferveu de ressentimento. Eles eram o retrato da grande perda (no passado), mas também da grande possibilidade (no futuro), se ela chegasse a perceber isso.

O que significa viver uma vida com sentido? Essa é uma pergunta eterna que só você pode responder. A "Oi, família" ajudou Rita a respondê-la. Às vezes, quando não conseguimos expressar exatamente o que está faltando, ou o que seria gratificante, sabemos o que é quando o vemos. Talvez seja uma admirada amiga que abriu o próprio caminho da maneira que você gostaria de ter feito. Talvez seja um irmão que tenha um círculo de amigos próximos em que ele pode se apoiar. Todos nós encontramos espelhos de significado que ressoam nas nossas profundezas. Então, vamos analisar os seus.

Quem é a sua "Oi, família"? Poderia ser uma pessoa, um grupo de pessoas ou até uma experiência.

Que aspecto da maneira como eles vivem parece ter sentido para você?

Como você pode começar a criar sua própria noção de significado baseada no que esses espelhos refletiram para você?

📷 Quinto instantâneo

Depois de reflexões intensas e, espero, algumas centelhas de alegria, está na hora de mais um instantâneo para juntar a nossa coleção. Onde você está agora, depois de pensar nas maiores questões da sua vida? Sente-se mais curiosa? Esperançosa? Inspirada? O que você nota em si mesma e na sua história quando olha em retrospecto e se autoexamina à luz dessas "preocupações supremas" universais?

No próximo e último capítulo, vamos continuar tomando medidas e fazendo mudanças ao acrescentar uma última revisão à sua história. Mas antes de seguirmos em frente, vamos, como sempre, recordar algumas conclusões. Use o espaço aqui para anotar algum *insight* que você teve depois de analisar com cuidado as preocupações supremas. Que questão existencial pareceu mais contundente? Qual delas molda a sua história mais do que você esperava? Você descobriu alguns medos que estavam à espreita sem que se desse conta? Sentiu alegria ou significou certas coisas de uma maneira que a ligou a uma versão mais verdadeira de si mesma e que você tinha medo de exprimir? O que você aprendeu sobre como essas preocupações impactam os seus relacionamentos? Você descobriu um novo ponto de vista numa velha história?

Soltando as grades

Movendo-se do insight *para a ação*

6

"A certa altura, ser um adulto
completo significa assumir
responsabilidade pelo rumo de
sua própria vida e aceitar o fato de
que, agora, você está no comando
das suas escolhas."

———

Talvez você deva conversar com alguém

É da natureza humana ler sobre as histórias de outras pessoas e destacar tudo o que talvez quisessem mudar em suas narrativas ou suas ações. É mais difícil fazer isso com a nossa própria história. Este tem sido nosso objetivo neste manual: considerar o que você aprendeu e descobriu sobre si mesma, pelo reflexo nas histórias de John, Rita, Charlotte, Becca e Julie, e depois, com sinceridade e coragem, reimaginar seu próprio arco narrativo. Ao se envolver com os exercícios aqui, você começou a pensar como um editor: ao se dedicar ao difícil trabalho de ler as entrelinhas, aprendeu a reconhecer padrões em sua história, a fazer descobertas sobre seus relacionamentos e a criar a habilidade de tomar a perspectiva de outra pessoa como uma maneira de ampliar a sua.

No entanto, a conscientização é apenas o começo. É por isso que gosto de dizer que o *insight* é o prêmio de consolação da terapia. Você pode ter todo o autoconhecimento do mundo, mas, se não mudar quando estiver à solta no mundo, será inútil. O *insight* permite que você se pergunte "Isto é algo que está sendo feito contra mim ou sou eu que estou fazendo comigo mesma?". A resposta lhe dá escolhas, mas cabe a você fazê-las. Uma vez, Wendell disse: "A natureza da vida é a mudança, e a natureza das pessoas é resistir à mudança". Este é o tema de inúmeros problemas em *Talvez você deva conversar com alguém*, como a bebedeira de Charlotte e o isolamento autoimposto de Rita. Existe um motivo para as pessoas ficarem travadas exatamente no ponto em que estão mais prontas para mudar.

Fazer uma verdadeira alteração em nossa vida é um ato inerentemente vulnerável. Depois que você trabalhou para obter *insights* e largar algumas defesas, a mudança pode ser empolgante, mas um pouco assustadora. Isso porque ela e a perda andam juntas, motivo pelo qual é tão comum as pessoas dizerem que querem mudar, mas mesmo assim não saírem do lugar. Esse é o ponto crucial do nosso empenho aqui: entender a natureza das mudanças que você quer fazer na sua história, o que perderá e o que ganhará, é um pré-requisito para agir.

O último capítulo do manual vai ajudá-la a partir da intenção para a ação e a orientará sobre como fazer algumas revisões finais por enquanto. Digo "por enquanto", porque a beleza das histórias é que podemos revisá-las a qualquer momento. Verificaremos em qual fase de mudança você está, refletiremos sobre as celas de prisão criadas por nós mesmos e exploraremos o que significa viver com liberdade e possibilidade. Nesta revisão final, ponderaremos sobre onde estivemos e planejaremos juntas o que vem a seguir.

ETAPAS DE MUDANÇA

Se a terapia trata de guiar as pessoas de onde elas estão agora para onde gostariam de estar, sempre devemos indagar: como os seres humanos mudam de verdade? Passamos muito tempo desconstruindo nossas narrativas e ganhando perspectiva sobre os vários pontos do enredo que precisam ser revisados, mas agora estamos chegando ao cerne do que significa colocar a borracha na página ou riscar uma frase. Como isso acontece?

Na década de 1980, um psicólogo chamado James Prochaska desenvolveu o Modelo Transteórico (MTT) de mudança comportamental, baseado numa pesquisa que mostra que, em geral, as pessoas não partem simplesmente para a ação, como diz a Nike em seu slogan "Just do it" ou como uma resolução de ano-novo; em vez disso, elas tendem a passar por uma série de estágios sequenciais. Gosto desse modelo porque reconhece a natureza gradual da mudança. Em geral, nós não acordamos um dia e *decidimos* encerrar aquele caso desastroso ou parar de fumar, e então, *voilà*! Mudamos! Às vezes, pode parecer que foi assim, mas provavelmente foi um processo mais longo, mais ou menos desta maneira:

- **Estágio 1: Pré-contemplação**
  A pessoa não está pensando em mudança. Ela não sabe que tem um problema.

- **Estágio 2: Contemplação**
  A pessoa reconhece o problema, está disposta a conversar a respeito e não se opõe (em teoria) a partir para a ação, mas não consegue sair do lugar.

- **Estágio 3: Preparação**
  A pessoa pretende fazer mudanças e dá alguns passos preparatórios concretos a fim de partir para a ação.

- **Estágio 4: Ação**
  A pessoa faz a mudança.

- **Estágio 5: Manutenção**
  A pessoa consegue manter as mudanças feitas. É importante observar que neste estágio estão embutidos deslizes de volta ao velho comportamento ou situação, isso é esperado. O importante aqui é que quanto mais tempo a mudança é mantida, menos frequentes são as recaídas. (Por exemplo: você, enfim, termina um relacionamento ruim. Na primeira vez que seu ex telefona pedindo para voltar, você pode ficar tentada a aceitar. Na décima vez, nem tanto.)

Em *Talvez você deva conversar com alguém*, conto o momento em que Charlotte veio me ver pela primeira vez e subestimou seu problema com o álcool. Ela disse que bebia "socialmente", embora eu suspeitasse que a coisa fosse além disso. Percebi que ela estava na etapa de pré-contemplação quando contou sobre a tendência de sua mãe para se automedicar com álcool, mas não conseguiu perceber nenhuma ligação com seu próprio consumo. Foi preciso um acidente de carro e uma multa por dirigir alcoolizada para Charlotte passar para o estágio de contemplação, fazendo com que se conscientizasse e reconhecesse o problema. O de preparação começou com redução da bebida e pesquisas sobre dependência. Foi só quando ela veio ao meu consultório e me pediu para recomendar um programa de tratamento ambulatorial que soube que ela estava passando para a etapa de ação. Charlotte entrou no programa e logo parou de beber, entrando no estágio de manutenção.

Evidentemente, essa é a versão resumida do que aconteceu. O processo de Charlotte, etapa a etapa, envolveu mais do que algumas reviravoltas, porque o estágio de manutenção inclui, por definição, o instinto humano de voltar ao conhecido, oferecer a si mesmo uma grande dose de compaixão e depois entrar nos eixos. Mas dá para perceber a mudança com o passar do tempo. Por isso a importância de ter consciência desses estágios para entender em que ponto você está em seu próprio processo de mudança.

Tendo identificado no mínimo alguns enredos que você gostaria de mudar, provavelmente agora você está no estágio de contemplação, ou talvez até de preparação, e rapidamente aproximando-se da ação. Nos exercícios a seguir, identificaremos onde você está, o que estaria atrapalhando e o que pode ser feito a seguir.

Reveja os estágios de mudança sobre as quais acabamos de falar. Agora, pense em um enredo ou um padrão que você ache que precisa ser revisto. Em que estágio você está desse determinado desafio? (Dica: Não é no de pré-contemplação, porque você acabou de citá-lo!). Assinale um:

☐ **Contemplação**   ☐ **Preparação**   ☐ **Ação**   ☐ **Manutenção**

Se estiver em *contemplação*: Há quanto tempo você anda pensando em fazer essa mudança? O que a ajudaria a passar para a próxima etapa? Quais são os seus medos quanto a isso? Existe alguma velha história (sobre você mesma ou sobre outros) interferindo?

Se estiver em *preparação*: Qual foi o catalisador para começar a se motivar para a mudança? Cite alguns movimentos que você fez para se preparar para a ação:

Se estiver em *ação*: Cite algumas medidas concretas que você está tomando visando à mudança. De que tipo de apoio poderia precisar enquanto faz essa mudança?

Se estiver em *manutenção*: O que está lhe dando uma sensação de energia e clareza? Houve alguns momentos em que regrediu para seus velhos padrões e, se sim, conseguiu sentir compaixão por si mesma? Existem gatilhos específicos para isso? O que a faz entrar nos eixos?

Independentemente da etapa de mudança em que você esteja, quais são seus objetivos para o próximo passo? O que parece bom ao integrar essa mudança na sua vida? Existe alguma parte da sua história que precise ser revista, conforme você segue em frente?

CONTORNANDO AS GRADES

Como deixar de nos sentir encurralados e aprisionados por nossos próprios pensamentos, comportamentos, relacionamentos, empregos, medos ou passado? Para fazer mudanças em nossa vida, primeiro precisamos nos liberar das narrativas falhas. Às vezes, nos prendemos a uma narrativa de autopunição. Se tivermos uma chance de acreditar em uma entre duas coisas para as quais temos prova

– sou antipática ou sou adorável –, em geral escolhemos a que nos faz sentir mal. Mas por quê?

Você se lembra do desenho animado clássico que citei no capítulo anterior, aquele que Wendell mencionou? O prisioneiro só precisa contornar as grades. O problema é que ele não enxerga a saída, só está se sentindo preso e em pânico. Isso descreve a maioria de nós por diversas razões. Frequentemente, a liberdade não está logo a nossa frente, mas dentro de nós, em nossa mente. Podemos entender os padrões e as histórias que nos mantêm confinados, no entanto, temos dificuldade para soltar as grades. Simplesmente não conseguimos achar a saída.

É porque existe uma pegadinha: a liberdade envolve responsabilidade, e existe uma parcela na maioria de nós que acha esse comprometimento assustador.

Em outras palavras, a mudança pode ser um desafio. É por isso que as pessoas adiam ou se autossabotam como uma maneira de impedi-la, mesmo ela sendo positiva, por estarem relutantes em abrir mão de alguma coisa, que muitas vezes lhes é reconfortante, sem saber o que colocarão no lugar. No caso de John, era desistir da narrativa de que ele era "especial". Para Charlotte, era esquecer a ideia de que poderia mudar seus pais. Para Rita, era parar de pensar que merecia ser punida. Todas essas mudanças eram positivas, mas o processo foi, com frequência, incômodo.

O mesmo acontece com as celas de nossas prisões. Cada uma delas é aconchegante por motivos diferentes, mas a liberdade está à espera se tivermos coragem de deixá-las para trás. Então, vamos dar uma olhada nas grades que nos mantêm confinados.

Descreva a cela da sua prisão emocional. Quando você se sentiu completamente travada, sem escapatória à vista?

Quais são os padrões, as crenças e as narrativas que você descobriu neste manual que a mantêm travada? Há quanto tempo essas grades a aprisionam?

Revendo o trabalho que você fez aqui, do que você imagina precisar para soltar as grades?

O que você perderá se soltá-las e contorná-las?

O que ganhará?

ESTÍMULO E RESPOSTA

Independente da aparência da sua cela, Viktor Frankl tem algo a nos ensinar sobre como cair fora. Como contei no livro, Frankl foi um psiquiatra austríaco que enfrentou uma tragédia impensável durante a Segunda Guerra Mundial. Passou três anos em um campo de concentração e, quando foi libertado, soube que seu irmão, seus pais e sua mulher tinham sido mortos. Apesar das circunstâncias que levaria qualquer um ao desespero, Frankl foi em frente e escreveu um tratado sobre resiliência e salvação espiritual, publicado como *Em busca de sentido*. Escreveu: "Tudo pode ser tirado de um homem, menos uma coisa, a última das liberdades humanas: escolher uma atitude em qualquer série de circunstâncias". De fato, Frankl voltou a se casar, teve uma filha, publicou prolificamente e fez palestras ao redor do mundo até sua morte, aos 92 anos.

"Podemos escolher nossa reação", Frankl disse, assim como ele fez, sob o espectro da morte. O mesmo pode ser dito para muitos dos meus pacientes. John e a perda de sua mãe e de seu filho, Julie e sua doença, Rita e seu passado lamentável, Charlotte e sua relação com os pais: não consigo pensar em um único paciente a quem as ideias de Frankl não se apliquem, seja o enfrentamento de um trauma extremo, seja a interação com um familiar difícil. Vale a pena contemplar mais uma vez a frase mais citada do autor sobre sabedoria: "Existe um intervalo entre o estímulo e a resposta. Nesse intervalo está nosso poder de escolha para a nossa resposta. Em nossa resposta, está nosso crescimento e nossa liberdade".

O que Frankl nos diz aqui é a chave para mudar a história: temos que escolher. Não importa qual seja o "estímulo" – uma perda difícil, a desintegração de um casamento, uma amizade que já não parece saudável –, temos que escolher como reagir. E isso por causa da liberdade e a sua consequente responsabilidade: somos os autores de nossa própria vida, temos que escrever nossas próprias histórias. Talvez nem sempre decidamos as circunstâncias, mas cabe a nós escolher a reação. Assim, no próximo exercício, vamos nos inclinar para aquele intervalo entre estímulo e resposta.

Pense em um padrão de comportamento, ou de relação, que você gostaria de mudar. Por exemplo, o estímulo poderia ser um comentário feito por sua mãe ou a negligência de um parceiro em fazer uma tarefa doméstica que disse que faria. E a resposta poderia ser você revirar os olhos, frustrada, ou dizer algo sarcástico do qual mais tarde você se arrependeria.

Pense em uma situação em sua própria vida que teria um pouco mais de intervalo entre o estímulo e a reação. Qual é a situação ou o estímulo? Descreva-os a seguir:

Situação/estímulo: _____

_____

_____

Qual é sua reação costumeira para o estímulo descrito?

Reação: _____

_____

Pensando no *intervalo* entre os dois, reflita sobre algumas reações diferentes ao mesmo estímulo.

Reação alternativa nº 1:

Reação alternativa nº 2:

Reação alternativa nº 3:

Agora, é aqui que você reescreve. Como essa reação alternativa poderia mudar o enredo da sua história?

SEU TERAPEUTA INTERIOR

Em uma de nossas últimas sessões, Julie me contou que, depois de morrer, queria que as pessoas ficassem com ela na cabeça, do mesmo jeito que ela me mantinha na cabeça entre as sessões. "Às vezes, estou dirigindo e entro em pânico com alguma coisa, mas aí escuto a sua voz", ela explicou. Para a maioria das pessoas que fazem terapia, carregar a voz do terapeuta entre os encontros é uma experiência tão comum que um teste decisivo para saber se um paciente está pronto para o término é se ele anda com essa voz na cabeça, empregando-a em situações e essencialmente eliminando a necessidade de terapia. "Comecei a ficar deprimido", um paciente pode relatar próximo ao final do tratamento, "mas aí pensei no que você disse no mês passado".

Espero que, ao fazer o trabalho contido neste livro, sua *própria* voz esteja ficando cada vez mais forte. Uma das coisas que você aprendeu nestas páginas é prestar muita atenção ao diálogo que ocorre na sua cabeça. Em *Talvez você deva conversar com alguém*, escrevi que às vezes temos a chave para uma vida melhor, mas precisamos de alguém para nos dizer onde a deixamos. Para alguns, essa pessoa é um terapeuta, mas pode ser você mesma. Então, por que não aproveitar a oportunidade para inventar sua própria "voz de terapeuta"? Pense nela e em sua sensatez como se emanassem de alguma parte sua profunda e verdadeira. Essa voz deveria estar tomada de generosidade, compaixão e curiosidade, além de lembrá-la a dar clareza e espaço às partes da história que você identificou nestas páginas como essenciais para uma vida mais livre e mais cheia de significado.

Quais são alguns pensamentos, ideias ou regras básicas que sua voz de terapeuta poderia ajudá-la a se lembrar? Por exemplo, Rita lembraria com frequência a si mesma: "Não estrague tudo, cara!".

◎ Instantâneo final

Neste manual, você tirou um total de cinco instantâneos de si mesma. Para este último, gostaria que você percorresse o livro novamente e lesse cada um dos anteriores. Qual é a história primordial que esses momentos presentes estão contando? Que temas surgiram? Que revisões foram mais úteis? Qual seria o título de cada instantâneo, e que título você daria à história de onde você se encontra exatamente agora?

Reflexão final

Existe um ditado bíblico que, traduzido grosseiramente, diz "Primeiro você fará, depois entenderá". Às vezes é preciso dar um voto de confiança e experimentar algo antes que seu significado fique aparente. Uma coisa é falar em deixar para trás uma mentalidade restritiva, ou uma velha história; outra é parar de *ser* tão restritiva. Passar de palavras para ação, a liberdade e a possibilidade de fazer simplesmente isso, de deixar que penetre no nível da experiência, ajuda-nos a dar o próximo passo e mais um depois desse.

Para sua reflexão final, pense nas ações que está mais animada para realizar. Que elementos da história você vê no horizonte que a enchem de alegria?

Agradecimentos

A história deste manual não estaria completa sem o reconhecimento de várias pessoas fundamentais, sem as quais ele simplesmente não existiria. Minha imensa gratidão vai para:

Karsyn Morse e toda a equipe da PESI, pelo incrível apoio e entusiasmo desde o primeiro dia. Eu não poderia pedir uma melhor parceira nesta importante empreitada, e o talento, a paciência e o respeito que todos vocês tiveram em relação ao meu objetivo significaram o mundo para mim. Tenho muita sorte de ter ido parar em suas mãos.

Lauren Hamlin e David Hochman, por sua colaboração e parceria na redação e edição deste guia. Agradeço por me ajudarem a comunicar minhas ideias exatamente como eu esperava. Tenho muito orgulho do que criamos.

Suzanne Gluck, como sempre, antes de tudo, por fazê-lo acontecer.

Meus entusiasmados leitores de *Talvez você deva conversar com alguém*, ouvintes do podcast *Dear Therapists* e a comunidade das redes sociais, por me pedirem para criar isto para vocês. Espero que achem o processo de percorrer este guia tão gratificante quanto foi para mim fazê-lo para vocês. Continuemos revisando nossas histórias de vida!

Acesse o QR code para baixar o template, imprimir quantas páginas quiser e continuar registrando seus sonhos.

Diário de sonhos

Título do sonho: _____

Data: _____

Descrição: _____

_____

_____

_____

_____

Personagens: _____

_____

_____

_____

_____

_____

Temas: _____

_____

_____

_____

Interpretação do sonho: _____

_____

_____

_____

_____

Notas

Título original: *Maybe You Should Talk to Someone: The Workbook : A Toolkit for Editing Your Story and Changing Your Life*

Todos os direitos reservados pela Editora Vestígio. Nenhuma parte desta publicação poderá ser reproduzida, seja por meios mecânicos, eletrônicos, seja via cópia xerográfica, sem a autorização prévia da Editora.

DIREÇÃO EDITORIAL
Arnaud Vin

EDITORA RESPONSÁVEL
E PREPARAÇÃO DE TEXTO
Bia Nunes de Sousa

REVISÃO
Julia Sousa

CAPA E PROJETO GRÁFICO
Diogo Droschi
(sobre imagem de Sommai Damrongpanich/ Shutterstock)

DIAGRAMAÇÃO
Christiane Morais de Oliveira

**Dados Internacionais de Catalogação na Publicação (CIP)
Câmara Brasileira do Livro, SP, Brasil**

Gottlieb, Lori
Talvez você deva conversar com alguém : workbook : um guia para revisar sua história e mudar sua vida / Lori Gottlieb ; tradução Elisa Nazarian. -- 1.ed.; 1. reimp. -- São Paulo, SP : Vestígio, 2022.

Título original: *Maybe You Should Talk to Someone: The Workbook : A Toolkit for Editing Your Story and Changing Your Life*.

ISBN 978-65-86551-76-1

1. Psicoterapeutas - Problemas, exercícios, etc. 2. Técnicas de autoajuda 3. Terapeuta e paciente - Problemas, exercícios, etc. I. Título.

22-109670
CDD-616.8914

Índices para catálogo sistemático:

1. Desenvolvimento pessoal : Psicoterapeutas e
pacientes 616.8914

Eliete Marques da Silva - Bibliotecária - CRB-8/9380

A **VESTÍGIO** É UMA EDITORA DO **GRUPO AUTÊNTICA**

São Paulo
Av. Paulista, 2.073 . Conjunto Nacional
Horsa I . Sala 309 . Cerqueira César
01311-940 . São Paulo . SP
Tel.: (55 11) 3034 4468

Belo Horizonte
Rua Carlos Turner, 420
Silveira . 31140-520
Belo Horizonte . MG
Tel.: (55 31) 3465 4500

www.editoravestigio.com.br
SAC: atendimentoleitor@grupoautentica.com.br

Este livro foi composto com tipografia Adobe Garamond Pro e
impresso em papel Offset 90 g/m² na gráfica Santa Marta.